Monographien aus dem Gesamtgebiete der Neurologie
und Psychiatrie

Heft 124

Herausgegeben von

M. Müller-Rüfenacht (Bern) · H. Spatz-Frankfurt
P. Vogel-Heidelberg

Rolf Kruse

Das myoklonisch-astatische Petit Mal

*Eine Verlaufsform kleiner epileptischer
Anfälle des Kindesalters*

Mit einem Geleitwort von Prof. Dr. Dietrich Janz

Mit 49 Abbildungen

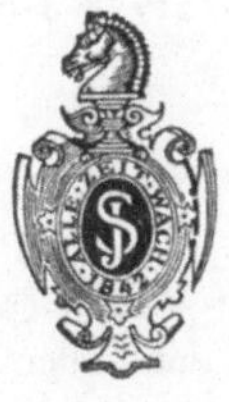

Springer-Verlag Berlin · Heidelberg · New York 1968

Privatdozent Dr. med. ROLF KRUSE,
Dozent für Kinderheilkunde, Oberarzt der Universitäts-Kinderklinik Heidelberg

Diese Monographie stellt die erweiterte Fassung der Habilitationsschrift gleichen Titels dar, vorgelegt zur Erlangung der venia legendi in der Kinderheilkunde einer Hohen Medizinischen Fakultät der Ruprecht-Karl-Universität zu Heidelberg 1966. Die Habilitationsschrift wurde mit dem halben Preis der „Stiftung Michael zur Bekämpfung der Anfallskrankheiten und ihrer sozialen Folgen" 1966 ausgezeichnet.

ISBN-13:978-3-540-04280-8   e-ISBN-13:978-3-642-95072-8
DOI: 10.1007/978-3-642-95072-8

Titel-Nr. 6456

Geleitwort

Auf dem Feld der klinischen Epilepsie-Forschung treibt die nosographische Methode zum zweitenmal eine reiche Blüte. Nachdem sie vor der Jahrhundertwende dazu gedient hatte, die äußeren Grenzen gegenüber anderen Anfallskrankheiten abzustecken, hat sie seit der Jahrhundertwende dazu verholfen, den inneren Bereich in vielfältige Krankheitsformen aufzuschließen. Von einer besonderen Form von Epilepsie wird gefordert, daß sie sich von anderen Formen durch Symptomatologie und Verlauf, sowie in pathophysiologischer und therapeutischer Hinsicht unterscheide. Bezeichnenderweise wird auf die im alten Konzept von den nosologischen Entitäten enthaltene Forderung auf eine gemeinsame Ätiologie und pathologische Anatomie verzichtet. An deren Stelle ist im neuen Konzept von den nosologischen Formen der Anspruch auf eine gemeinsame Pathophysiologie und Therapie getreten.

Unter diesem Wandel der Aspekte ist ein klinisches System der Epilepsien entstanden, in dem altersgebundene und altersungebundene, generalisierte und partielle, centrencephale und focale Formen unterschieden werden. In diesem System nimmt die vorliegende Arbeit von KRUSE einen genau bestimmbaren Platz ein. Sie behandelt monographisch eine Variante der altersgebundenen Petit Mal-Epilepsien, die nosologisch zwischen der Propulsiv-Petit Mal-Epilepsie und der Pyknolepsie steht. Sie füllt daher eine Lücke aus, die erst fühlbar geworden ist, nachdem diese beiden, sie flankierenden Krankheitsformen nach Erkrankungsalter, Anfallsform, EEG-Muster, Verlaufsweise und Behandlung gut definierbar geworden waren. Ihre Zwischenstellung kommt auch in der von KRUSE gewählten Bezeichnung des Anfallstypus als „myoklonisch-astatisches Petit Mal" zum Ausdruck. Wohl waren Anfälle dieser Art schon früher als astatische, akinetische oder myokinetische Anfälle beschrieben worden, auch das EEG-Muster als Petit Mal-Variant bekannt und spezielle pathophysiologische Probleme schon eifrig diskutiert worden. Doch gebührt KRUSE das Verdienst, die mannigfach verstreuten, neuerdings auch zu einem sog. Lennox-Syndrom zusammengefaßten Befunde als Eigenschaften einer besonderen Verlaufsform frühkindlicher Petit Mal-Epilepsien erkannt und deren Charakteristik durch eine differenzierte Analyse der klinischen und elektrencephalographischen Erscheinungen, sowie durch gründliche Verlaufsstudien an einer großen Zahl von eigenen Fällen bereichert und fundiert zu haben.

Der Ertrag der vorliegenden Untersuchung rechtfertigt den Forschungsansatz der Heidelberger Schule, daß Fortschritte in der Erkenntnis vom Wesen der Epilepsie an die Voraussetzung differenzierter Kenntnisse von ihren verschiedenen Erscheinungs- und Verlaufsformen gebunden ist. Sie gibt zugleich ein Beispiel dafür, wie in der Wissenschaft von den Epilepsien neurologische und pädiatrische Interessen und Methoden fruchtbar kommunizieren. Als der besten deutschsprachigen Arbeit auf dem Gebiet der Anfallskrankheiten im Jahr 1966 ist KRUSE dafür mit einem Preis der „Stiftung Michael" ausgezeichnet worden.

Noch vor nicht langer Zeit schienen die in früher Kindheit beginnenden epileptischen Erkrankungen unentwirrbar. Neben den wenigen „typischen" oder „klassischen" Anfalls- und Verlaufsformen schien eine Unzahl „atypischer" Anfälle vorzukommen, die regellos ineinander übergingen. Die Ergebnisse der Arbeit von Kruse belegen aber überzeugend, daß man mit Hilfe geduldiger Beobachtung, methodischer Untersuchung und vergleichender Analyse auch in einem scheinbaren Wirrwarr eine klinische Ordnung erkennen kann. Über die Klärung klassifikatorischer und pathophysiologischer Probleme hinaus wird ihm der Kliniker besonders für die gründlich ermittelten erbbiologischen, psychologischen, katamnestischen und therapeutischen Erfahrungen dankbar sein, die ihm für die Beurteilung des weiteren Verlaufs und der medikamentösen Ansprechbarkeit bei dieser Krankheitsform nützlich sind.

Heidelberg, März 1968   Dietrich Janz

Danksagung

Aufrichtiger Dank für Anregung, Förderung und Kritik dieser Arbeit gilt meinen verehrten Lehrern an der Univ.-Kinderklinik Heidelberg, den Herren Professoren Philipp Bamberger, ehemaliger Direktor der Klinik, und Ansgar Matthes (Kork), ehemaliger Leiter der neurologischen Abteilung der Klinik.

Für die gewissenhafte Aufzeichnung der EEG-Kurven gebührt Dank allen Mitarbeiterinnen der EEG-Abteilung, vor allem Schwester Luise Matzkuhn, Fräulein Hildegard Baunach und Frau Marianne Welker.

Rolf Kruse

Inhaltsverzeichnis

I. Historische Entwicklung des Problems

Bisherige Nomenklatur und Klassifikation

Fast ein Jahrhundert ist es her, daß H. Jackson über einen 7jährigen Jungen berichtet hat, der seit dem Alter von $2^1/_2$ Jahren sehr häufig, bis zu 50mal am Tag, Anfälle bekam, wobei er plötzlich hinfiel und immer mit der Stirn aufschlug. Wenn er lag, kam es dagegen nur zu einer kurzen Zuckung, manchmal auch nur in einem Glied, und zu einer Augenbewegung mit kurzer Unterbrechung der Atmung. Jackson teilt die Ansicht des Vaters dieses Kindes mit, es müsse an dem Sturz eine heftige Muskelkontraktion beteiligt sein, denn der Junge sei einmal, als er auf den Knien des Vaters saß, aus nur knapp 10 cm Entfernung mit dem Kopf so heftig auf dessen Oberlippe geschlagen, daß diese geplatzt sei. Mit der Schwerkraft allein könne man einen so heftigen Stoß nicht erklären.

1922 referiert R. Hunt auf der New Yorker neurologischen Gesellschaft über eine von ihm nicht häufig beobachtete Form von epileptischen Anfällen bei Kindern, die durch einen plötzlichen Verlust der Haltungskontrolle charakterisiert seien und von denen er glaube, daß sie in Beziehung zu dem „statischen System der Motilität" stünden. Er nennt sie daher „*statische Anfälle*" im Gegensatz zum kinetischen, d. h. konvulsiven Anfallstyp. Hunts Beobachtungen stützen sich auf 10 nicht näher beschriebene Fälle idiopathischer Epilepsie mit und ohne „convulsive manifestations". Hunt schildert eine generalisierte und eine mehr partielle Anfallsform. Bei der generalisierten Form der Haltungserschlaffung stürzen die Patienten plötzlich heftig und nach dem Gesetz der Schwere zu Boden, verletzten sich oft dabei und erheben sich fast sogleich wieder von selbst. Daneben zeigen die Patienten auch begrenztere oder lokale Formen der Haltungserschlaffung, die in ihrer Art und Verteilung recht umschrieben sein können und mit myoklonischen Rucken und Stößen einhergehen — meist bilaterale Myokloni, entweder als einzelne Muskelkontraktion oder in rascher Aufeinanderfolge. Hunt glaubt, daß die Zuckungen oft nur eine sekundäre oder kompensatorische „kinetische" Manifestation als Reaktion auf die plötzliche Erschlaffung darstellen. Er räumt ein, es sei schwierig zu sagen, daß bei den statischen Anfällen *keine* Störung der Funktion im Bereich der kinetischen Sphäre vorläge. Für Hunt ist das Problem auch mehr von neurophysiologischem als von praktischem Interesse. In Anlehnung an die Versuche von Hering u. Sherrington über das Prinzip der reziproken Innervation gewinnen die statischen Anfälle für Hunt hirnlokalisatorische Bedeutung und scheinen auf ein von ihm postuliertes „statisches Zentrum" im cerebralen Cortex hinzuweisen, so wie die „kinetischen Anfälle" von den motorischen Hirnrinden-Zentren ausgehen.

In der anschließenden Diskussion bemerkt P. Clark, er glaube, die Annahme eines rein statischen Anfalls ohne vorausgehenden leichten tonischen Krampf beruhe auf mangelhafter klinischer Beobachtung. Bekanntlich unterlägen die tonischen, kloni-

schen und paralytischen Phasen eines epileptischen Anfalls großen Schwankungen in
ihrer Verteilung zueinander. Mag ein besonderer Anfall auch vorherrschend „sta-
tisch" in seiner Art sein, so hielte er doch an der These von JACKSON fest, daß ein ge-
wisses Maß von Muskelkrampf jedem epileptischen Anfall innewohne und daß bei
genauem Studium auch das tonische Element der hypothetischen „reinen" statischen
Anfälle aufgedeckt würde.

Die gleiche Diskussion entzündet sich mehr als 20 Jahre später aufs neue. 1945
nimmt LENNOX Anfälle, die wie kataplektische Anfälle einer Narkolepsie, aber ohne
deren affektiven Anlaß imponieren, als *„akinetic seizures"* in die bekannte Trias
altersabhängiger Petit Mal-Verläufe auf (1. pure petit mal = pyknoepilepsy; 2. myoclonic epilepsy; 3. akinetic epilepsy). LENNOX, der sich auf HUNT bezieht, schildert
diese Anfälle als plötzlichen Verlust der Haltungskontrolle mit Kopfnicken oder —
in ihrer generalisierten Form — mit plötzlichem Fall ohne gleichzeitige Muskelzuk-
kung und mit meist sofortigem Wiederaufstehen. LENNOX betont den schwereren Verlauf dieser Epilepsieform gegenüber den anderen beiden Gliedern seiner Petit Mal-
Trias, die häufigeren zugrunde liegenden Hirnschädigungen und die Fülle von EEG-
Abnormalitäten. Welche Rolle die „salaam convulsions" (CLARKE, 1841) bzw. die
„bösartigen" Nick-, Gruß-, Blitz- oder Ruck-Krämpfe (ASAL u. MORO, 1925; IBRA-
HIM, 1925) innerhalb dieser Petit Mal-Trias spielen, bleibt vorerst unklar. Zwei
Jahre später wenden sich GASTAUT u. PELLEGRIN (1947) gegen die Vorstellung von
sog. akinetischen Anfällen und betonen, daß statt eines Verlustes des Muskeltonus bei
jedem Anfall eine aktive Beugebewegung der Muskulatur die Ursache für den Sturz
sei.

1950 benennt LENNOX zusammen mit DAVIS die „akinetic seizures" in *„astatische
Anfälle"* um und bildet mit ihnen ein Petit Mal-Quartett, in dem die „massive myoclonic jerks" ebenfalls ein selbständiges Glied darstellen, also die Epilepsieform, die
GIBBS u. GIBBS „infantile spasms" nennen und worunter im deutschen Schrifttum die
Blitz-Nick-Salaam-Krämpfe (ZELLWEGER, 1948) vornehmlich des Säuglingsalters verstanden werden. LENNOX u. DAVIS ordnen aber „salaam motions of the trunk" ihrer
„astatischen Epilepsie" zu.

In seiner Monographie von 1960 kehrt LENNOX zu seiner Petit Mal-Trias zurück;
wieder erscheint die „astatic epilepsy" als selbständiges Glied und wird dem „pure
petit mal" und der „myoclonic epilepsy" gegenübergestellt, worunter nun auch die
„massive myoclonic jerks" zusammengefaßt werden [1].

---

[1] Im amerikanischen Schrifttum wird das Wort „akinetic" wiederholt zusammen mit dem
Terminus *„inhibition"* oder *„inhibitory seizures"* gebraucht. Darunter hatte HOLMES (1927)
sehr selten beobachtete fokale Anfälle verstanden, bei denen der Patient plötzlich unfähig
wird, lokale Muskelbewegungen durchzuführen, obwohl das Bewußtsein erhalten bleibt, ohne
daß Kloni vorausgegangen sind — gleichsam eine „postparoxysmale" Parese ohne vorherige
motorische Aktivität. Diese Anfälle corticalen Ursprungs sind von den kleinen Anfällen des
„astatischen Petit Mal" von LENNOX gänzlich verschieden, für die eine centrencephale Genese
anzunehmen ist. Dennoch sehen PENFIELD u. JASPER eine Gemeinsamkeit im Phänomen der
„epileptischen Interferenz": Beim centrencephalen akinetischen Anfall produziert die vom
Hirnstamm kommende epileptische Entladung eine Interferenz mit den statischen Funktionen
und ist gewöhnlich mit einer Bewußtseinsstörung verbunden; beim „Lähmungsanfall" („ictal
paralysis") erzeugt die epileptische Entladung eines corticalen Herdes keine motorische Aktivität in der Peripherie, sondern sofort bzw. stattdessen eine passagere fokale Inaktivierung
der Lähmung.

BRIDGE (1949) dagegen klassifiziert unter dem von LENNOX übernommenen Begriff „akinetic seizures" sowohl Anfälle mit plötzlichem Tonusverlust bei Kleinkindern wie „salaam seizures" und kleine Anfälle bei Säuglingen, die wir als Blitzkrämpfe bezeichnen würden.

GIBBS u. GIBBS (1952) behalten aber die Trennung bei. Ausgehend von einer Klassifikation, die sich am EEG-Merkmal orientiert, ordnen sie die „Hypsarrhythmie" den „infantile spasms" und die „massive myoclonic jerks" sowie die getrennt davon aufgeführten akinetischen oder astatischen Anfälle dem EEG-Muster „Petit Mal-Variant" zu.

PENFIELD u. JASPER (1954) bezweifeln, ob *akinetische* oder *atonische Sturzanfälle* oder das „akinetische Petit Mal" von LENNOX eine separate klinische Einheit darstellen. Sie führen aus, daß zwar Anfälle vorkämen, die wie ein einfacher Tonusverlust ohne tonische oder klonische Bewegung sich manifestierten, doch seien solche Anfallsbilder selten, und da die EEG-Bilder von akinetischem und myoklonischem Petit Mal ähnlich seien, sähen sie keine Notwendigkeit, für epileptische Verlaufsformen mit vorherrschenden akinetischen Manifestationen eine separate Kategorie einzuführen. Für PENFIELD u. JASPER ist das akinetische Petit Mal von LENNOX eine Form der „myoclonic epilepsy" in Anlehnung an GASTAUT u. PELLEGRIN (1947). PENFIELD u. JASPER betonen den zentrencephalen bzw. subcorticalen Ursprung dieser Anfallsform, doch seien die EEG-Bilder dabei uneinheitlich: teils bilaterale „waves and spikes"-Entladungen wie beim „Petit Mal lapse" (dieser Terminus entspricht unserem heutigen Pyknolepsie-Begriff), teils weniger regelmäßige „waves and spikes" mit gelegentlicher Einstreuung von Multispike-waves wie beim myoklonischen Petit Mal.

LIVINGSTON (1954) benutzt den von WILKINS 1937 geprägten Begriff „minor motor seizures", um darunter sowohl die „massive myoclonic spells" (nämlich BNS-Krämpfe vornehmlich des Säuglingsalters) als auch die „akinetic seizures" zu klassifizieren, wobei er betont, daß beide Anfallsformen in die Petit Mal-Triade von LENNOX gehören. Diese Erklärung ist wichtig, denn der recht unpräzise Begriff „minor motor seizures" wird gerade im amerikanischen Schrifttum ganz unterschiedlich gebraucht; BRIDGE z. B. ordnet ihm psychomotorische Anfälle zu, wie die in seiner Monographie gegebenen Fallbeispiele zeigen; LIVINGSTON dagegen führt psychomotorische Anfälle als davon unabhängige besondere Form auf.

Ab 1952 erscheinen „akinetische Anfälle" auch im deutschen Schrifttum, zunächst bei HESS u. NEUHAUS (1952), die diese Form getrennt von den Blitz-Nick-Salaam-Krämpfen erwähnen und als Anfälle mit „plötzlicher Bewußtlosigkeit, mit Verlust des Muskeltonus von sekunden- bis halbstundenlanger Dauer" definieren, also Anfallsbilder mit einschließen, die wir als atonische Grand Mal-Anfälle bezeichnen würden. HESS u. NEUHAUS schließen ausdrücklich Fälle aus, „die durch Myoklonien in den großen Gelenken plötzlich zu Boden geworfen werden", doch könnten solche irrtümlicherweise in diese Gruppe mit eingeteilt sein.

JANZ u. MATTHES (1955) sowie später BAMBERGER u. MATTHES (1959) lehnen eine prinzipielle Trennung von den BNS-Krämpfen des Säuglingsalters ab und fassen beide Gruppen unter ihrer „Propulsiv-Petit-Mal-Epilepsie" zusammen (s. u.).

Über das 3. Glied der Petit Mal-Trias von LENNOX besteht also keine Einigkeit, wie auch PACHE (1962) betont, der einen eigenen Fall mit kleinen, akinetisch-astatischen Sturzanfällen schildert.

Eingehend setzt sich DOOSE (1964²) mit den akinetischen Anfällen auseinander und untersucht an Hand von 19 eigenen Fällen die Beziehungen des „akinetischen Petit

Mal" zu den Blitz-Nick-Salaamkrämpfen und zu anderen Petit Mal-Formen des Kindesalters. Er ist bemüht, ein „echtes centrencephales akinetisches Petit Mal" herauszuarbeiten (s. a. DOOSE u. Mitarb., 1965) und differentialdiagnostisch von „Sturzanfällen im Rahmen generalisierender Herdepilepsien" abzugrenzen (DOOSE, 1967), wobei er betont, daß auch die BNS-Krämpfe nur selten dem „eigentlichen sog. centrencephalen Petit Mal" zugeordnet werden können („myoklonisches Kleinkind-Petit Mal"), vielmehr in der überwiegenden Zahl der Fälle als Symptom generalisierender Herdepilepsien anzusehen sind.

Ausgehend vom intervallären EEG-Merkmal Petit-Mal-Variant (langsame Spikewaves; GIBBS, GIBBS u. LENNOX), beschreibt SOREL 1964 eine besondere kindliche Epilepsieform als neue nosologische Entität, deren Erkrankungsgipfel im Kleinkindesalter liegt, die mit ausgeprägter Wesensänderung und Stillstand, ja Rückschritt der geistigen Entwicklung einhergeht und sich als therapieresistent erweist. Sie manifestiert sich sowohl in akinetisch-atonischen wie myklonischen Anfallsbildern — Absencen mit dem gleichen EEG-Merkmal werden dagegen als „symptomatisches Petit Mal" ausdrücklich ausgeschlossen —; außerdem wird eine besondere Art tonischer Anfälle beobachtet, die bisher in der Literatur relativ wenig Berücksichtigung gefunden hatte und der kurz zuvor GASTAUT u. Mitarb. (1963) eine eingehende Untersuchung gewidmet hatten. Wegen der bei dieser kindlichen Epilepsieform häufig zu beobachtenden echten Akinesien infolge Tonusverlust zieht SOREL den Terminus „myokinetisch" den Begriffen „myotonisch" oder „myoklonisch" vor und nennt diese Epilepsieform „schwere *myokinetische Epilepsie* des frühen Kindesalter mit langsamen spike waves"; der Autor vermutet ursächlich eine noch unbekannte metabolische Störung, die sich in diesem Prädilektionsalter manifestiert, ähnlich wie die „Hypsarrhythmie-Krankheit" als nosologische Entität im Säuglingsalter in Erscheinung tritt.

Für GASTAUT u. Mitarb. (1966) dagegen gehören „atypische" Absencen wesentlich zu dieser schweren Verlaufsform dazu. Atonische, astatisch-akinetische Anfälle deuten diese Autoren nur als besondere Ausprägungen und Spielarten atypischer Absencen bzw. eines „variant of petit mal absences". Ebenso wie SOREL vom EEG-Merkmal Petit Mal-Variant ausgehend, das als „diffuse langsame spike waves" bezeichnet wird, werden diesem intervallärem EEG-Bild außerdem die erwähnten „tonischen Anfälle" zugeordnet. Mit diesen Anfallsarten, ihrem Anfalls-EEG und weiteren klinischen Merkmalen wird eine besondere kindliche Epilepsieform herausgearbeitet, die gemäß der Klassifikation der Marseiller Schule nicht der Petit Mal-Gruppe „gewöhnlicher generalisierter Epilepsie" zugerechnet wird, sondern die als gänzlich eigenständige Verlaufsform unter der Bezeichnung „kindliche *epileptische Encephalopathie mit diffusen slow spike waves*", kurz „Lennox-Syndrom" genannt, in die Nähe der Blitz-Nick-Salaam-Krampf-Verläufe klassifiziert wird. Denn wie SOREL, so betonen auch GASTAUT u. Mitarb. die enge Verwandtschaft ihres Lennox-Syndroms zur Propulsiv-Petit Mal-Epilepsie, die sie als „infantile myoklonische Encephalopathie mit Hypsarrhythmie", kurz „West-Syndrom" genannt, bezeichnen.

Durch die gesamte Literatur lassen sich also oft stark divergierende Ansichten über die Eigenständigkeit, Pathogenese und Klassifikation dieser Anfallsformen und der mit ihr verbundenen klinischen Verläufe feststellen. Dabei geht es vornehmlich um zwei Probleme:

1. bezüglich des Anfallsbildes: Handelt es sich tatsächlich um einen primären Tonusverlust, aus dem eine Bewegungsrichtung resultiert, die dann dem Gesetz der

Schwerkraft gehorcht, wie Hunt und Lennox angenommen hatten — oder liegt auch den „astatischen Anfällen" eine initiale Muskelanspannung mit einer bestimmten, nämlich propulsiven Bewegungsrichtung zugrunde, nicht anders als bei den Blitz-Nick-Salaamkrämpfen des Säuglingsalters, wenn auch in abgeschwächter Form, wie Janz u. Matthes (1955) deuten; — oder ist der Tonusverlust Folge einer initialen sehr kurzen myoklonischen Zuckung mehr oder weniger geringer Intensität, liegt eine postmyoklonische Amyotonie vor, wie Gastaut (1954) und Gastaut u. Regis (1961) der Meinung sind. Diese Autoren prägen dementsprechend einen neuen Begriff für diese ihrer Meinung nach sehr seltene Form einer generalisierten Epilepsie („myoklonisch-amyotonisches Petit Mal") und lehnen eine Gemeinschaft oder Verwandtschaft mit ihrem „Lennox-Syndrom" ab.

2. Das zweite Problem hängt mit dem ersten eng zusammen: Stellen Epilepsien mit diesen Anfällen eine selbständige Verlaufsform dar; handelt es sich um eine eigenständige kindliche, altersabhängige Petit Mal-Form oder handelt es sich nur um eine relativ geringfügige Variante einer schon bekannten kindlichen Petit Mal-Verlaufsform, nämlich der Propulsiv-Petit Mal-Epilepsie, modifiziert durch Kleinkindesalter, Intensität und Lokalisation der Anfälle, wie Janz u. Matthes (1955) meinen.

Aufgabe dieser Arbeit ist, an Hand des Patientengutes der Univ.-Kinderklinik Heidelberg und insbesondere ihrer umfangreichen Epilepsie-Ambulanz diesen Fragen nachzugehen und — eingedenk des rügenden Einwandes von P. Clark (s. o.) — von einer möglichst exakten klinischen Beobachtung her einen Beitrag zur Klärung der aufgeworfenen Probleme zu leisten.

II. Patientengut

Aus dem Krankengut der Univ.-Kinderklinik Heidelberg und ihrer Epilepsie-Ambulanz, das zum Zeitpunkt der Auswertung 1950 epileptische Kinder umfaßte, die in den Jahren 1954—1965 ambulant oder stationär untersucht worden waren, wurden alle Kinder ausgewählt, die kleine nichtfokale Anfälle von akinetisch-atonisch-astatischem Charakter pyknoleptischen Verlaufs hatten, mit und ohne myoklonische Anfallssymptome, ferner alle Fälle mit vorwiegend myoklonischem Anfallscharakter pyknoleptischen Verlaufs, die nicht die Kriterien des Impulsiv-Petit Mal von Janz u. Christian erfüllten und nicht die einer typischen Pyknolepsie nach Bamberger u. Matthes (einschließlich „Retropulsiv-Petit Mal" nach Janz) entsprachen und deren Anfallserkrankung nicht vorwiegend als Reflex-Epilepsie verlief. Eliminiert wurden außerdem Kinder mit typischen Blitz- und Salaam-Krämpfen pyknoleptischen Verlaufs, nicht jedoch solche, die lediglich Nick-Anfälle ohne gleichzeitige Blitz- und Salaam-Krämpfe boten.

So ergaben sich 82 Fälle, die statistisch ausgewertet wurden und bei denen, sofern sie nicht mehr an unserer Klinik betreut wurden, Katamnesen erhoben wurden, einschließlich erneuter EEG-Untersuchung.

Das Durchschnittsalter bei der letzten Untersuchung zum Zeitpunkt der Auswertung betrug $7^1/_2$ Jahre (3—20 Jahre), die durchschnittliche Epilepsiedauer $4^1/_2$ Jahre (2 Mon. bis $17^1/_2$ Jahre).

Von 69 dieser 82 Fälle konnten außerdem zusammen mit HERMANN EEG-Familienuntersuchungen durchgeführt werden, die die Erhebung einer ausführlichen Anamnese einschlossen.

III. Anfallsformen

A. Kleine Anfälle im Wachen

1. Sturzanfälle

Plötzlich und ohne Vorboten stürzt das Kind zu Boden, erhebt sich sogleich wieder und setzt die unterbrochene Tätigkeit fort, als ob nichts geschehen wäre (Abb. 1 a—d).

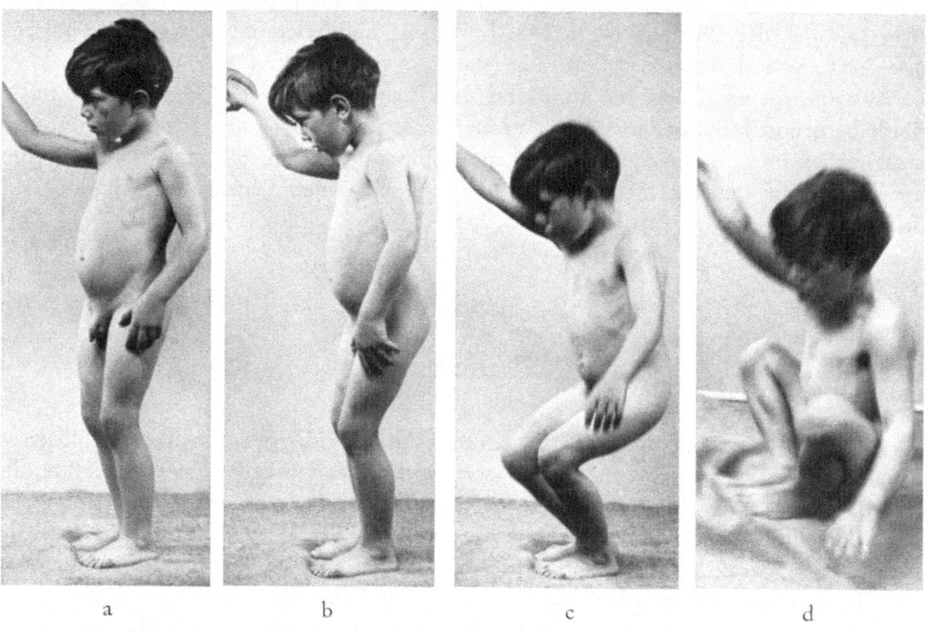

Abb. 1 a—d. Bildfolge eines Sturzanfalles. a Anfallsbeginn mit starrem Blick; b nachfolgend Nick-Bewegung des Kopfes, angedeutete „Beugung" der Kniegelenke; c dann fast senkrechtes Zu-Boden-Stürzen, zugleich Augenschluß; d Aufnahme am Ende des Sturzes; Fall auf das Gesäß. Unmittelbar danach erhebt sich das Kind sofort ohne Unterstützung. Dauer des gesamten Anfalles etwa 1 sec. 5jähr. Junge nach GARSCHE (1958)

Dieser unvermittelte Sturz ist das eindrucksvollste und dramatischste Anfallsereignis im Krankheitsverlauf dieser Epilepsieform. Jener Teilaspekt der Epilepsie als einer „fallenden Krankheit", gemeinhin nur auf den großen generalisierten Krampfanfall bezogen, wird hier von der Seite der kleinen Anfälle nachdrücklich betont und den Angehörigen des Kindes auf wahrhaft „bestürzende" Weise vor Augen geführt, besonders dann, wenn diese Anfälle mit heftiger Intensität täglich und gleichsam unzählbar gehäuft auftreten und zu immer neuen Verletzungen und Gefährdungen des

Kindes führen. Folgerichtigerweise wird aus der Sicht der Laien dieser Typus kleiner Anfälle, wenn er neben zahlreichen anderen milderen Anfallsbildern erscheint, nicht selten als „starker" oder „großer" Anfall bezeichnet, und tatsächlich kann sich dieser Anfallstyp, wenn er zeitlich gedehnt verläuft, dem Erscheinungsbild eines Grand Mal-Anfalles annähern; ja, er kann sich sogar, wie wir sehen werden, durch stufenweise Intensitätssteigerung der Bewußtseinsstörung und Zunahme klonischer Anfallssymptome von Anfall zu Anfall zum Vollbild des Grand Mal wandeln (s. S. 10).

Der Sturzanfall gilt wegen seiner Dramatik als Haupt- und Leitsymptom dieser Epilepsieform, aber er ist für sie nicht konstituierend; er stellt auch nicht die häufigste Anfallsform unserer Gruppe dar. Während z. B. der Nickanfall (s. S. 11) mit einer Häufigkeit von 80% beobachtet wurde, litten nur $^2/_3$ unserer Kinder an Sturzanfällen, und nur bei reichlich der Hälfte der Patienten war der Sturzanfall das beherrschende und führende Symptom unter allen anderen Symptombildern kleiner Anfälle.

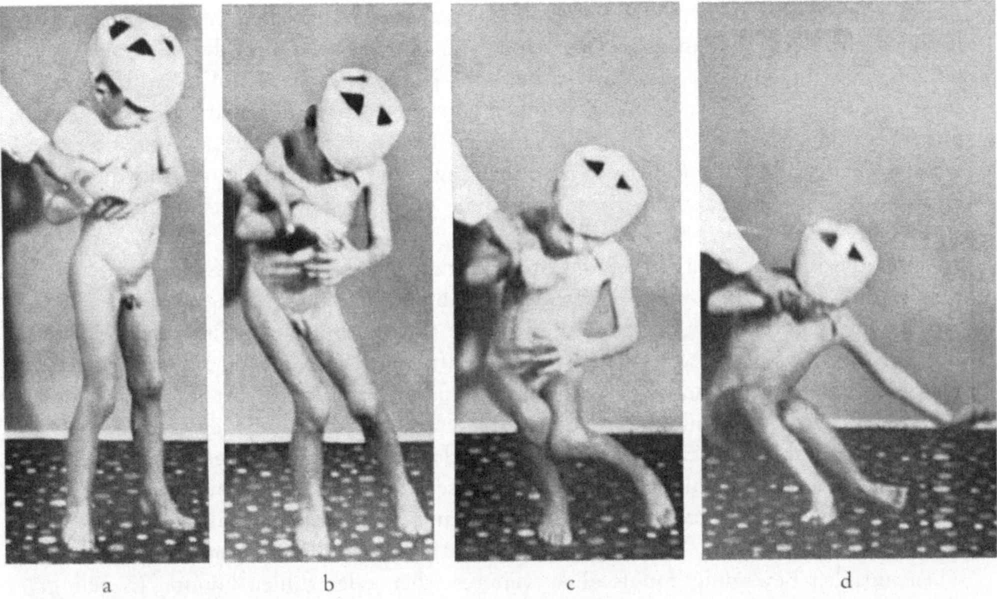

a   b   c   d

Abb. 2 a—d. Bildfolge eines Sturzanfalles (Schmalfilmausschnitte). a Anfallsbeginn mit Nicken des Kopfes; b und c Beugung von Knie und Rumpf und Anheben des freien Armes, zugleich leichte Drehung des Rumpfes nach rechts. d Fall aufs Gesäß, Abstützreaktion des freien linken Armes. Dauer des gesamten Anfalls 1,5 sec. 6jähriger Junge mit myoklonisch-astatischem Petit Mal (Fall Nr. 22)

Der anfänglich geschilderte, prototypische Anfallsablauf erfährt mannigfache Varianten bezüglich Intensität, Dauer und Bewegungsrichtung. Der Terminus „prostrativ" wäre zu sehr eingeengt auf eine Richtung, nämlich auf den Sturz nach vorn und wird deshalb von uns nicht benutzt.

a) *Astatischer Sturzanfall i. e. S.:* Die Intensität des Sturzes kann mild sein und mehr in Form eines gleitenden Zu-Boden-Fallens oder -Sinkens statt eines jähen Sturzes erfolgen. Solch „weicher Fall" mit geringer Verletzungsgefahr setzt einen zeitlich etwas gedehnten Anfallsablauf voraus. Meist sind dabei einige milde rhythmische symmetrische Armkloni zu fühlen oder zu sehen, verbunden mit einem feinen Blinzeln der Lider und Verdrehen der Bulbi nach oben; solche zusätzlichen Symptome können aber völlig fehlen. Dann ist keine Bewegung, kein Ruck oder Stoß zu sehen oder zu fühlen, falls man Gelegenheit haben sollte, ein solches Kind gerade an der Hand zu halten oder zu untersuchen. Das Kind sackt schlaff in sich zusammen, der Fall ist leicht aufzuhalten. Die Fallrichtung ist abhängig von der jeweiligen Lage des Körperschwerpunktes.

Es handelt sich dabei — der klinischen Beobachtung nach — um die reinste Form des Tonusverlustes oder des Versagens der statischen Funktionen, um den „astatischen" oder „atonischen" Sturzanfall im engeren Sinne. Aber solche Anfälle sind selten.

b) Myoklonisch-astatischer Sturzanfall: Viel häufiger sind Sturzanfälle von recht heftiger Intensität. Solche Kinder stürzen nicht gleitend, sondern „wie ein gefällter Baum", „wie vom Blitz getroffen" schlagartig zusammen, als ob ihnen die Beine weggezogen würden. Solche Anfälle erinnern an den kataplektischen, affektiven Tonusverlust, aber natürlich ist für diesen Anfallstyp kein affektiver Anlaß nötig. Vielfache Verletzungen des Gesichtes, des Hinterkopfes und der Knie sind die Folge, Hämatome, Platz- und Schürfwunden, Zahnabbrüche usw. Das Antlitz solcher Kinder kann von frischen Verletzungen und alten Narben übersät sein (Abb. 3 a). Sie müssen durch einen Sturzhelm oder einen ledernen Helm-Bügel (Abb. 3 b) geschützt werden, und oft fühlt man sich gedrängt, ihr Gesicht zusätzlich durch einen Drahtschutz zu sichern, wenn diese Maßnahme nicht entstellend und auf die Eltern abstoßend wirkte.

Auch bei diesen Anfällen ist die Sturzrichtung wechselnd. Die Kinder fallen im allgemeinen senkrecht zur Erde aufs Gesäß (Abb. 1 und 2) oder nach vorn, seltener seitlich, etwa die Hälfte unserer Kinder stürzte auch nach hinten. Für diesen Wechsel der Sturzrichtung bietet sich als Erklärung ebenfalls die Schwerkraft an; aber manche Kinder stürzen so konstant nach vorn oder so ausschließlich nach hinten (5 Fälle), daß für sie diese Erklärung nicht ausreicht. Auch die manchmal außerordentliche Intensität des Anfallsablaufes läßt sich damit schwer deuten. So berichtete eine unserer Kindergärtnerinnen, sie sei nicht in der Lage gewesen, den Sturz des Kindes abzufangen, obwohl sie einen Anfall erwartet und das Kind an beiden Armen gehalten hätte!

Man möchte meinen, daß man bei diesen abrupten „blitzartigen" Sturzanfällen einen initialen Bewegungsimpuls ohne weiteres sehen oder fühlen könnte. Es gelingt aber nicht oft, eine initiale myoklonische Einzelzuckung generalisiert oder partiell z. B. symmetrisch in beiden Armen zu erkennen, die die Intensität und die Bewegungsrichtung des Sturzes ohne weiteres verständlich macht (s. Pathophysiologie S. 99).

c) Kurzdauernde Sturzanfälle: Die Anfallsdauer der Sturzanfälle ist wechselnd. Die meisten Sturzanfälle dauern nur einen Bruchteil einer Sekunde; die Bewußtseinsstörung, sofern sie überhaupt auftritt, ist sozusagen unmeßbar kurz: Die Kinder fallen, sagen „Hoppla" und stehen im nächsten Moment wieder auf. Das Anfallsbild gleicht einem Sturz aus natürlicher Ursache. Manche Kinder versuchen dann auch, ihren Fall zu motivieren, wenn sie nach dessen Ursache gefragt werden, blicken sich nach der vermeintlichen Ursache des Sturzes um usw. So kommt es, daß der Anfallscharakter dieser Stürze verkannt werden kann, aber nur dann, wenn die Anfälle isoliert und nicht täglich gehäuft auftreten, wie dies am Beginn der Erkrankung gelegentlich der Fall sein kann (Fallbeispiel Nr. 57).

d) Längerdauernde Sturzanfälle: Manche Kinder brauchen einige Sekunden, um sich zu besinnen, sie bleiben „wie betäubt" 2—3 sec am Boden liegen, richten sich langsam auf, blicken etwas ratlos um sich, stehen dann wieder auf und wirken noch

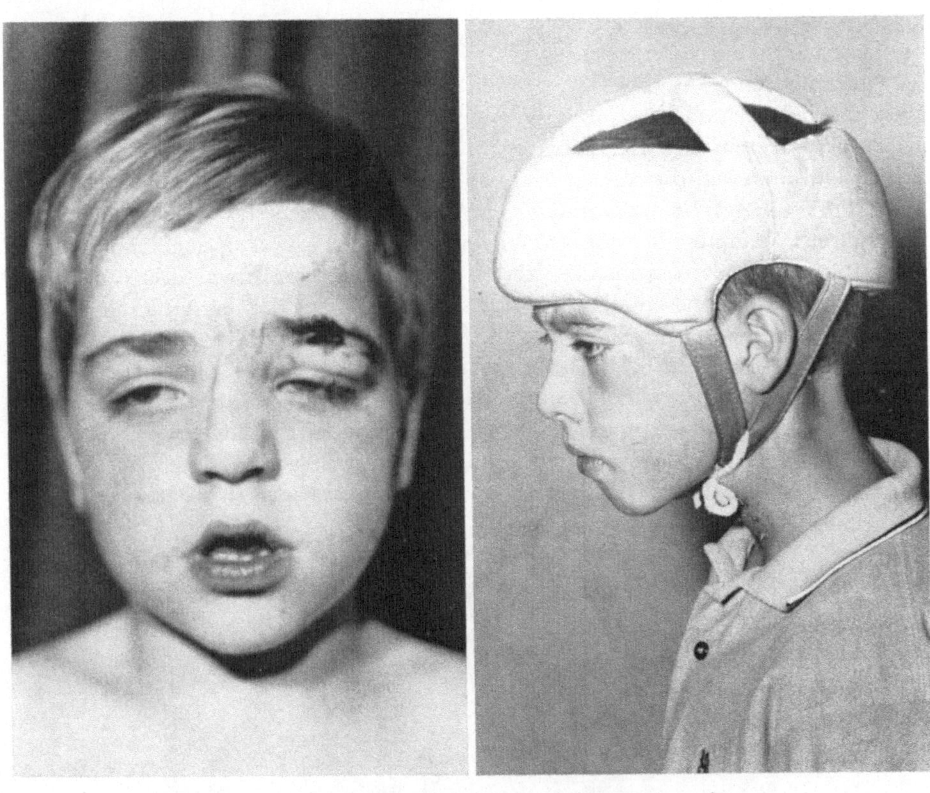

a   b

Abb. 3 a. Frische Gesichtsverletzungen und ältere Narben als Folge statusartig gehäufter Sturz- und Nick-Anfälle. 6jähr. Junge mit myoklonisch-astatischem Petit Mal und Grand Mal, unmittelbar vor Beginn eines Petit Mal-Status (Fall Nr. 80)

Abb. 3 b. Lederner Helm als Schutz vor Verletzungen durch gehäufte Sturz- und Nickanfälle bei myoklonisch-astatischem Petit Mal

für $^1/_2$—1 min verstört, reagieren aber prompt, so daß man sie nicht als umdämmert bezeichnen kann. Die Anfallsdauer hier zu bestimmen, ist schwierig, beträgt aber sicher mehr als 1—2 sec.

Bei anderen Anfällen ist eine längere Bewußtseinstrübung ganz sicher; die Kinder bleiben 5—30 sec und länger am Boden liegen. Man hat Gelegenheit, ihre Reaktion zu prüfen — sie reagieren verlangsamt; man kann den Tonus der Muskulatur prüfen — er ist völlig schlaff (Fallbeispiele Nr. 23 u. 55). Bei einem solchen protrahierten „atonischen" Anfall kann es nach einigen Sekunden völliger Schlaffheit zu einigen symmetrischen Kloni der Arme und des Gesichtes kommen, und man erwartet die Entwicklung zu einem großen Krampfanfall; aber schon wenige Augenblicke später sistieren die Kloni, das Kind richtet sich auf, der Anfall ist nach einigen Sekunden beendet, das Kind scheint nicht bewußtlos geworden zu sein (atonisch-myoklonischer Sturzanfall, Fallbeispiele Nr. 23 u. 76).

e) Übergangsbilder zu (abortiven) Grand Mal-Anfällen: Von solchen Anfallsbildern her gibt es fließende Übergänge zu abortiven Grand Mal-Anfällen. Nach einem heftig abrupten oder gleitend schlaffen, initialen Sturz bleibt das Kind tonuslos liegen, ist nun aber sicher bewußtlos für 1—3 min (atonischer Grand Mal-Anfall) oder bekommt — ohne Tonuserhöhung — rhythmische Kloni (atonisch-klonischer Grand Mal-Anfall, s. S. 17). Wenn endlich sofort nach dem Sturz eine Tonussteigerung, ein tonischer Krampf festzustellen ist mit anschließenden Kloni, liegt das Vollbild eines typischen Grand Mal-Anfalles vor.

f) Sturz als Anfalls-Teilsymptom, „hybride Anfallsform" (LENNOX, 1960): Den aufgeführten Varianten des einen Anfallstypus, des Sturzes war gemeinsam, daß der Sturz das einzige oder das initiale Ereignis des kleinen Anfalls war. Der Sturz kann aber auch mit anderen Anfallstypen sich so kombinieren, daß er nicht initial, sondern im Verlauf oder am Ende eines Anfalles eintritt (z. B. Absence mit Blinzeln und nachfolgendem Sturzanfall, Fallbeispiele Nr. 55 u. 61).

g) Abortiver Sturzanfall: Die Intensität des Sturzanfalles kann sich so abschwächen, daß der einsetzende Sturz gleichsam abgestoppt wird; man gewinnt den Eindruck, als ob das Kind diesen partiellen Tonusverlust steuern könnte. Statt zu fallen, stolpert es beim Gehen; im Stehen sackt es nur in den Knien ein, bekommt „weiche

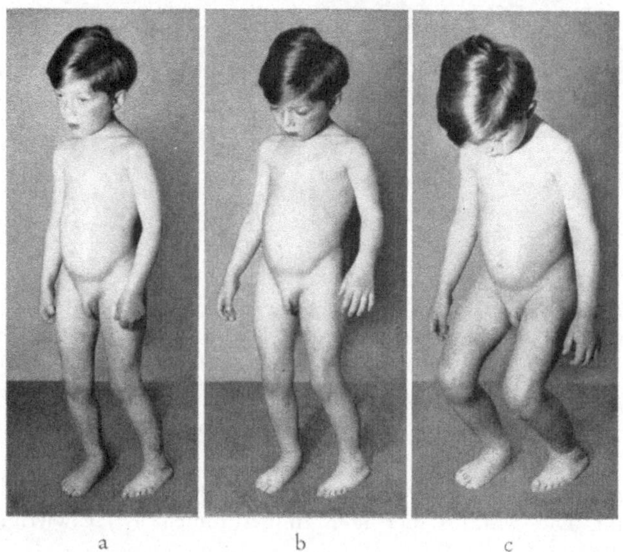

Abb. 4 a—c. Bildfolge eines abortiven Sturz-Anfalles. Während der Kopf nach vorn sinkt, macht der Junge eine Kniebeuge, ohne zu Boden zu stürzen; zu Anfallsbeginn (b) leichtes Anbeugen der Arme. 5jähr. Junge nach DOOSE (1964)

Knie" und stürzt nicht, auch dann nicht, wenn es gerade keine Möglichkeit zum Festhalten hat. Meist ist dieses „Einsacken" oder diese leichte „Kniebeuge" mit einer Kopfneigung (und leichtem Armheben) verbunden (Abb. 4 a—c), so daß dieser Typ gleichsam eine Mittelstellung zwischen Sturzanfall und Nickanfall einnimmt. Auch der Vergleich mit Filmausschnitten von Sturzanfällen zeigt, daß dieser Anfallstyp gleichsam nur die erste Phase des einsetzenden Tonusverlustes darstellt (vgl. Abb. 4 b u. c mit Abb. 1 b u. c).

2. Nickanfälle

Stellt der Sturzanfall gleichsam die generalisierte Form des astatischen Anfalls dar, die momentan zum totalen Zusammenbruch der statischen Funktionen führt, so kann der Nickanfall als partielle Form eines Sturzanfalles angesehen werden, beschränkt auf Kopf oder Kopf mit Rumpf, mit den gleichen Varianten hinsichtlich der Intensität des Anfallsablaufes und der Anfallsdauer sowie fakultativer Begleitsymptome. Nickanfälle konnten wir häufiger beobachten (in 80%/0 der Fälle) als Sturzanfälle (54%/0).

a) Astatischer Nickanfall i. e. S. (Abb. 5 a—c): Schlaff fällt, sinkt oder neigt sich der Kopf nach vorn, den Rumpf mehr oder weniger mit einbeziehend, eventuell verbunden mit einem Absinken der Lider, so daß das Kind einen müden Gesichtsausdruck bekommt, dazu ein Absinken des Unterkiefers und ein schlaffes Hängenlassen der

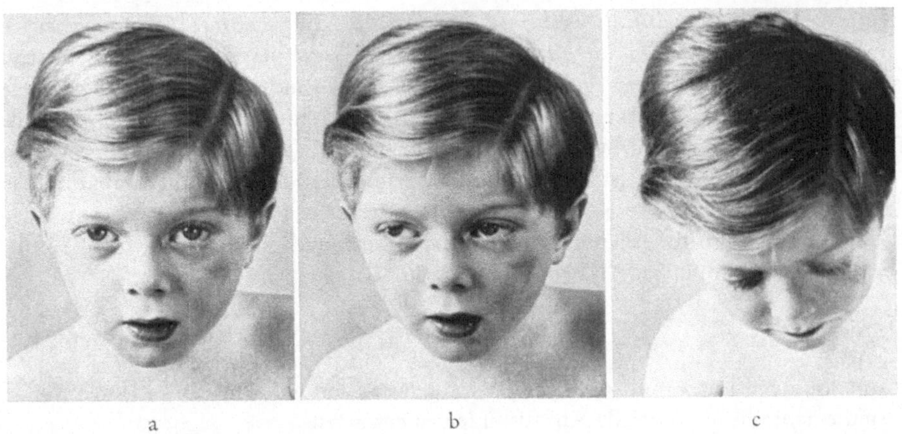

a   b   c

Abb. 5 a—c. Bildfolge eines astatischen Nick-Anfalles. Leichte Aufwärtswendung der Bulbi, Erschlaffung der Gesichtszüge, leichtes Absinken des Unterkiefers, der Kopf fällt nach vorn. 5jähr. Junge nach Doose (1964)

Arme („Trottel-Haltung"). Eine tonische Anspannung der Nackenmuskulatur oder des Rumpfes ist nicht festzustellen. Im Liegen tritt überhaupt keine Nickbewegung auf, ist der Anfall als solcher nicht zu erkennen, wenn er nicht einige Sekunden dauert, so daß man Zeit hat, die Reaktionsfähigkeit zu prüfen, und dabei eine flüchtige Bewußtseinstrübung feststellt, oder wenn ihn nicht fakultative myoklonische Begleitsymptome verraten wie feines Blinzeln bzw. rhythmisches Zucken der Lider, eventuell auch der Arme. Solche myoklonischen Symptome können völlig fehlen.

Wir selbst konnten unter dem EEG einen isolierten Anfall dieser Art im Liegen (mit zugebundenen Augen) klinisch nur daran erkennen, daß die Atmung des Kindes unregelmäßiger und etwas vernehmlicher wurde (Abb. 27, S. 46). Die EEG-Ableitung im Sitzen mit geöffneten Augen erbrachte dann den Beweis: Bei gleichem Anfallsmuster im EEG über die gleiche Zeit trat ein astatischer Nickanfall mit Absinken der Lider ohne erkennbare myoklonische Symptome auf (Abb. 34, S. 50).

Häufig kann dieser Anfallstyp im astatischen Petit Mal-Status beobachtet werden, bei dem es selten zu Sturzanfällen kommt und statt dessen diese Anfallsform dominiert.

b) Myoklonisch-astatischer Nickanfall: Hier erfolgt — wie beim Sturzanfall gleichen Typus — das Nicken heftig und jäh mit der gleichen Verletzungsgefahr. Mit großer Intensität „schlägt" der Kopf nach vorn, auf den Tisch, ins Essen, auf die Gitterbettkante und wird im nächsten Moment wieder aufgerichtet. Die Arme sind im Gegensatz zum Blitzkrampf des Säuglings nicht beteiligt oder lassen nur ein mildes Anrucken, ein leichtes Beugen und Anheben erkennen. Auch dieser Anfallstypus entgeht der Beobachtung am liegenden Kind bzw. läuft dann so mild ab, daß er leicht übersehen werden kann (Anfalls-EEG s. Abb. 32—34, S. 49).

Besser erkennbar ist im Liegen der „Stufen-Nicker", d. h. mehrmaliges stakkatoartiges Vorwärtsnicken des Kopfes bei zeitlich auf 1—2 sec ausgedehntem Nickanfall, etwa 2—5mal in $^1/_2$—$1^1/_2$ sec. Eine Mutter prägte für diesen Anfallstypus den anschaulichen Namen „Einschlafnicker"; in der Tat ist diese Anfallsform vergleichbar dem Einnicken beim Eindösen und Einschlafen in sitzender Haltung, bes. wenn zugleich die Lider absinken (Anfalls-EEG s. Abb. 35, S. 50).

c) Nickanfall als Anfalls-Teilsymptom: Zeitlich auf mehrere Sekunden ausgedehnte Nickanfälle stellen im Grunde eine Anfallskombination mit einer Absence dar: Nach initialer Nickbewegung bleibt das Kind — noch in leicht gebeugter oder wieder aufgerichteter Haltung — umdämmert, zeigt feine Lidkloni usw., ohne den Halt zu verlieren, oder stürzt dann plötzlich zu Boden, womit der Anfall beendet ist.

Theoretisch interessant ist die nicht selbst gemachte, aber von gut beobachtenden Eltern glaubhaft berichtete Kombination einer Nickbewegung des Kopfes mit einem anschließenden, zeitlich erkennbar getrennten Sturz nach hinten, also die Abfolge „Propulsion—Retropulsion" innerhalb eines Anfalls.

3. Reklinative Anfälle [2]

Analog dem Sturzanfall nach hinten als generalisierter Form eines kleinen Anfalles sind entsprechende partielle Anfallsbilder zu erwarten.

a) Astatisch-reklinativer Anfall: In der Tat können solche Anfallsformen mit schlaffem Rückwärtsfallen des Kopfes beobachtet werden. Doose (1964) scheint es wiederholt geglückt zu sein, propulsive, nach vorn gerichtete Nickanfälle durch zuvor leichtes passives Zurückbeugen des kindlichen Kopfes in Anfälle mit Rückwärtsneigen eigenhändig abzuwandeln. Dieser Anfallstypus hätte seine Entsprechung im rein astatischen Sturzanfall mit Fallrichtung nach rückwärts; er ist aber sicher selten.

b) Myoklonisch-astatischer Reklinativ-Anfall: Wir selbst konnten nur Anfälle beobachten, die mehr den Charakter einer z. T. recht heftigen Rückwärtsbewegung oder Rückwärtsbeugung hatten und teils blitzartig schnell und stoßartig, teils etwas tonisch gedehnt abliefen. Die Kinder hatten dann Mühe, ihr Gleichgewicht zu halten, stürzten oft nach hinten, wie überhaupt die bevorzugte Fallrichtung ihrer heftigen und blitzartigen Sturzanfälle „retropulsiv" war.

Dieser Anfallstypus entspricht also genau dem myoklonisch-astatischen Sturzanfall heftiger Intensität nach hinten bzw. stellt dessen partielle Variante dar. Er ist keineswegs selten; wir fanden ihn unter unseren 82 Kindern in 20%, allerdings stets

---

[2] Fallbeispiele Nr. 15, 59, 61, 62, 71, 76 u. 80.

in Kombination mit Sturzanfällen oder Nickanfällen und nur in 2 Fällen als alleiniges Anfallsbild über den gesamten Krankheitsverlauf. Häufiger kann dieser Anfallstypus phasenweise allein vorherrschen; er kann z. B. (zusammen mit Sturzanfällen nach hinten) den Reigen kleiner Anfälle eröffnen und wird dann von Nickanfällen abgelöst (Fallbeispiel Nr. 15 u. 59).

Dieser Typus ist in der Literatur bisher wenig berücksichtigt worden; er darf nicht verwechselt werden mit dem Retropulsiv-Petit Mal-Anfall, jener häufigsten Erscheinungsform, unter der die Pyknolepsie abläuft (s. Differentialdiagnose).

Wir wählten daher für diese Anfallsform nicht die Bezeichnung „retropulsiv", sondern „reklinativ" (von lat. reclinare = rückwärtsneigen). Dieser Terminus bietet den Vorteil, nicht auf eine heftige, stoßartige Rückwärtsbewegung festgelegt zu sein, auch nicht auf eine tonische Rückwärtsbewegung, wie sie im Ausdruck „opisthotoner Anfall" enthalten wäre, der ja durch den Zusatz „partiell" oder „abortiv" ergänzt werden müßte, um nicht mit einem anfallsweisen generalisierten Opisthotonus verwechselt zu werden.

Wenn aber — analog zum „Stufen-Nicker" — die Reklination stufenweise, stakkatoartig erfolgt, ist eine Trennung vom Retropulsiv-Petit Mal-Anfall nicht mehr möglich und nötig.

Wir beobachteten aber nur einen einzigen Fall im Alter von 2½ Jahren, dessen Anfälle als Absencen im 9. Lebensmonat (!) begannen und sich mit 14 Mon. zu vorwiegend retropulsiven Absencen mit längerem rhythmischen Rucken des Kopfes nach hinten wandelten (Anfallsdauer bis 11 sec); dieser Junge (Fallbeispiel Nr. 102) hatte zugleich Sturzanfälle, auch nach vorwärts — für ein echtes Retropulsiv-Petit Mal eine außergewöhnliche Anfallskombination, abgesehen vom ungewöhnlichen Erkrankungsalter und vom unregelmäßigen Spike-wave-Muster im Anfalls- wie im Intervall-EEG, so daß wir diesen seltenen Fall unserer Petit Mal-Verlaufsform zuordneten.

4. Absencen

Die Absence kann als eine Minimalform jeder epileptischen Anfallsform verstanden werden. Auf unsere Krankheitsgruppe angewendet, kann folgende Intensitätsskala aufgestellt werden, an deren Ende als mildestes Anfallsbild die Absence steht:
statt zu stürzen, sackt das Kind nur in den Knien ein;
statt einzusacken, läßt es nur den Kopf hängen;
statt zu nicken, tritt nur ein feines Blinzeln der Augenlider auf;
verschwindet auch das Blinzeln, bleibt nur die kurze Absence übrig.

Diese Skala ist keine theoretische Konstruktion, sondern kann bei der Mehrzahl unserer Kinder beobachtet werden, entweder in ihrer ganzen Breite oder in einem kleineren Ausschnitt, entweder im gleichzeitigen Nebeneinander an einem gewissen Zeitpunkt des Verlaufs oder im wechselnden Nacheinander innerhalb des gesamten Krankheitsverlaufes.

Die in unserer Gruppe auftretenden Absencen nicht auch so bezeichnen zu wollen und eine andere Bezeichnung zu fordern, weil diese Absencen nicht im Rahmen einer Pyknolepsie und nicht mit einem 3/sec-Spike-wave-Muster im EEG einhergehen, den Begriff „Absence" also nur auf die pyknoleptische 3/sec-Spike-wave-Absence einzuengen, scheint uns nicht gerechtfertigt. So wenig wie andere Anfallsbenennungen beinhaltet das Wort „Absence" eine Zuordnung zu einem bestimmten Verlaufstyp z. B. zu einer Pyknolepsie, und von der klinischen Beobachtung her kann einer Absence nicht angesehen werden, ob sie mit 3/sec-Spikes

-and-waves im EEG einhergeht oder mit einem anderen Muster — eine so enge elektroklini-
sche Korrelation besteht für die Absence so wenig wie für andere Anfallsbilder (s. S. 43—50,
Abb. 24—29).

LENNOX hat in seiner Monographie — im Gegensatz zu seinem früheren Sprachgebrauch —
die Bezeichnung „akinetisch" auf die Absencen der „astatischen Epilepsie" eingeengt
(„cessation — freezing — loss of motion"). Wir meinen, daß die akinetische oder astatische
Absence sich nicht von Absencen anderer Verlaufsformen zu unterscheiden braucht und daß
die bisherigen z. B. für die Pyknolepsie gebrauchten Absence-Bezeichnungen auch die Absencen unserer Petit Mal-Gruppe treffend charakterisieren.

Absencen in ihren verschiedenen Ausprägungen haben wir bei fast $3/4$ unserer
Kinder beobachtet (59 F. = 72⁰/₀); diese Zahl stellt sicher ein Minimum dar, da die
meist kurzdauernden Absencen leicht übersehen werden können.

a) Blande Absencen: Als bland werden Absencen bezeichnet, bei denen außer
der Bewußtseinstrübung keine weiteren Anfallssymptome festzustellen sind, also keine
motorischen Entäußerungen, kein Verlust der Haltungskontrolle, keine myoklonischen Symptome (Anfalls-EEG Abb. 24—27, 29 u. 37 b u. c).

Blande Absencen werden bei unserer Anfallsgruppe häufig vorgetäuscht durch
die liegende Position des Kindes; aufgesetzt oder hingestellt, bieten die Kinder eindeutige Symptome der Beeinträchtigung ihrer statischen Funktionen z. B. im Sinne
eines (abortiven) astatischen Nickanfalles (s. S. 11 u. Abb. 27, S. 46) oder eines abortiven astatischen Sturzanfalles.

Als echte blande Absencen können also streng genommen nur solche Anfälle bezeichnet werden, die im Stehen bei geöffneten Augen keine weiteren Symptome als
die der Bewußtseinsstörung, des veränderten Blickes, der erstarrten Bewegung bieten, wobei ein leichtes Absinken der Lider und ein leichtes Verdrehen der Bulbi nach
oben hinzukommen kann.

Mit so kritischem Maßstab gemessen, haben wir nur selten sichere blande Absencen beobachten können.

b) Absence mit Blinzeln: Meistens deckt nämlich die genaue Betrachtung einer
zunächst bland erscheinenden Absence diskrete motorische Symptome auf, insbesondere wenn während der EEG-Ableitung Kurve und Kind gleichzeitig beobachtet
werden. Häufig wird dann ein feines, rasches Blinzeln der Augenlider bemerkt, das
meist rhythmisch aber auch arhythmisch abläuft und eventuell nur 1—2 sec anhält,
also sehr leicht übersehen und oft nur mit Hilfe des EEG sicher registriert werden
kann. JANZ u. MATTHES haben dafür den Ausdruck „Puppenaugen-Phänomen" benutzt.

Bei 43⁰/₀ unserer Kinder haben wir solche kurzdauernden „Blinzelanfälle" bemerkt. Ausgestaltete Blinzelanfälle längerer Dauer von relativ heftiger Intensität
haben wir nur in einem Fall beobachtet.

Überraschenderweise zeigte das EEG bei diesem Fall nicht eine kontinuierliche Anfallsaktivität von z. B. 18 sec, sondern nur über 4mal 2 sec — dazwischen trat 3mal die für das
Kind charakteristische Intervall-Grundaktivität auf. Das Kind blinzelte also während der
hirnelektrisch anfallsfreien Pause weiter bis zum nächsten Krampfwellenausbruch. Nach dem
EEG handelte es sich um eine kurze Anfallsserie, klinisch aber um einen kontinuierlichen Anfall; dieser konnte allerdings durch äußere Reize in eine dem hirnelektrischen Anfallsbild
entsprechende kurze Serie „zerhackt" werden.

c) Absence mit Myokloni: So häufig wie von Blinzelbewegungen wird die
Absence von weiteren myoklonischen Symptomen begleitet. Im Grunde ist das Blin-

zeln ja bereits eine „myoklonische" Innervation, beschränkt auf den Bereich der Augenlider, die, wenn sie rhythmisch erfolgt, besser als Lidkloni bezeichnet werden sollte.

Die Myokloni bei einer Absence treten meist im Bereich der Arme und hier seitengleich, d. h. beiderseits synchron und symmetrisch auf, entweder als Einzelzukkung (einmalige Myoklonie) am Beginn einer Absence („Absence mit initialer Myoklonie"), im Verlauf oder am Ende einer Absence, oder die Myokloni bilden einen Zuckungs-„Schauer", d. h. sie treten mehrmals in rhythmischer Folge hintereinander mit abschätzbarer Frequenz von etwa 2—5/sec über eine Dauer von $^1/_2$—2 sec auf. Meist überdauert die Absence diese Myokloni („Absence mit initialem myoklonischem Schauer"; Anfalls-EEG Abb. 28, S. 47 u. Abb. 30, S. 48).

Absencen mit myoklonischen Schauern rascher Frequenz nehmen eine Mittelstellung zwischen den Absencen des Retropulsiv-Petit Mal und zwischen den Impulsiv-Petit Mal-Anfällen ein: Im Gegensatz zu den Impulsiv-Petit Mal-Anfällen dauern sie länger und ist die Frequenz ihrer Myokloni langsamer; im Vergleich zum Retropulsiv-Petit Mal-Anfall ist die Absencedauer bzw. die Bewußtseinsstörung immer kurz und die Frequenz der Myokloni rascher. Man könnte diesen Absencetyp, den ältere Kinder häufiger zeigen, daher als „impulsive Absence" bezeichnen.

Myokloni während einer Absence können aber auch asynchron auftreten: Während das Kind umdämmert und bewegungslos dasteht, zuckt z. B. erst der eine Arm, dann der andere, dann die Mundpartie mit Augenlidern, schließlich tritt eine eben erkennbare Nickbewegung auf, und zuletzt erfolgt ein heftiger, nicht umschrieben lokalisierbarer Einzelruck, der das Kind aus dem Gleichgewicht bringt — der Anfall ist beendet. Solche Absencen mit „irregulären" Myokloni (im Gegensatz zu den „regulären", länger dauernden 3—4/sec-Myokloni des Retropulsiv-Petit Mal) dauern bei unserer Anfallsgruppe relativ lange, etwa 5—10 sec lang, in einem Fall sogar 30 sec lang. Dieser Typus von Absencen wird häufiger im Petit Mal-Status beobachtet. Langdauernde Einzelabsencen mit Myokloni stellen ja gleichsam kurze Ausschnitte aus einem Petit Mal-Status dar und können in einen solchen überleiten, wenn sie in zunehmend dichter Folge auftreten.

d) Absencen in Kombination mit anderen Anfallsformen: Motorische Phänomene während einer Absence können leicht den Charakter einer Bewegung bekommen, zum Nicken, Reklinieren oder Stürzen führen — wir hätten dann eine entsprechende Anfallskombination vor uns. Die Kombination einer Absence mit länger dauerndem rhythmischen Nicken („Stufen-Nicker") wird auch „propulsive Absence" genannt. Aber auch astatische Symptome können sich mit einer Absence kombinieren: Erst tritt die Bewußtseinstrübung auf, dann ein schlaffes Nachvornsinken des Kopfes, ein Einsacken in die Knie usw. Man sollte aber, statt von Anfallskombinationen zu sprechen, solche Anfallsformen besser nach den vorherrschenden Symptomen benennen, seien diese mehr astatisch oder myoklonisch.

5. Rufanfälle

Beim ersten Erleben recht verblüffend wirken Anfälle, bei denen das Kind einen kurzen Laut ausstößt, einen „Ha"-, „He"- oder „Oh"-, „Och"- „Hoch"-Laut oder nur einen kurzen Brummton. Diese Typen wurden selbst beobachtet und erwiesen sich als exspiratorische Lautentäußerungen; berichtet wurde uns außerdem über „Juchzer" und „Schnarchtöne" — hierbei wäre auch ein inspiratorischer Charakter denkbar (Fallbeispiele Nr. 20, 48, 59 u. 62). Doose (1964) hat ebenfalls „Juchzer" beobachtet, Sorel ein „Meckern". Garsche meint wohl gleiche Anfallsbilder, wenn er vom „Hurra-Rufer-Typ" spricht. Uns erscheint dieser Ausdruck etwas „lautstark" für diese relativ leisen „Rufe", die wir selbst hören konnten und die bei näherer Beobachtung ihren myoklonischen Charakter durch eine gleichzeitige Zuckung, ein Hochfahren der Arme, eine kurze Ruckbewegung des Kopfes und Rumpfes enthüllten. Sie wären damit als Zwerchfellmyokloni aufzufassen und eigentlich dem folgenden Abschnitt zuzuordnen (Anfalls-EEG Abb. 31, S. 48).

6. Isolierte myoklonische Symptome

So wie die Absence als eine Minimalform epileptischen Anfallsgeschehens hinsichtlich der Intensität angesehen werden kann, so die isolierten myoklonischen Symptome als Minimalform hinsichtlich der Dauer. Ein kürzerer Anfallsmechanismus als der einer einzelnen Zuckung kann nicht mehr gedacht werden. Myokloni, die über einen längeren Zeitraum als 1—2 sec auftreten, sind bei Kindern in der Regel mit einer erkennbaren Bewußtseinstrübung verbunden und sollten dann besser als „Absence mit regulären oder irregulären Myokloni" bezeichnet werden (s. S. 14).

Wir bezeichnen als Myoklonien (Einzahl: die Myoklonie = Einzelzuckung) alle Zuckungen, die nicht zu einer ausgestalteteren Bewegung wie z. B. Nicken oder Reklinieren führen. Der Begriff „Kloni" könnte dafür ebenso gut verwendet werden, ist im Sprachgebrauch aber eingeengt auf die Zuckungen großer Anfälle. Janz fordert, um Verwechslungen mit der progressiven Myoklonusepilepsie zu vermeiden, den Begriff Myokloni nur für die asynchron-asymmetrischen Partialzuckungen von einzelnen Muskeln oder Muskelgruppen zu verwenden — dies entspricht aber nicht internationalem Sprachgebrauch. Wir glauben, auf den Terminus „Myokloni" nicht verzichten zu können; der Begriff sollte aber durch Adjektiva wie synchron-asynchron, symmetrisch-asymmetrisch, rhythmisch-arrhythmisch präzisiert werden.

Die myoklonischen Symptome betreffen in erster Linie die Arme und die Augenlider (s. Absence mit Blinzeln), andere Lokalisationen sind selten: Beine, periorale Myokloni (nicht zu verwechseln mit oralen Automatismen, die ja eine ausgestaltete Bewegung darstellen) oder isolierte Zuckungen im Bereich der Muskulatur des Mundbodens und der vorderen Halspartien, wie Janz u. Matthes sie während einer Blinzelabsence bei einem Fall sahen, den sie ihrer „Propulsiv-Petit Mal-Epilepsie" zuordneten.

Myokloni der Extremitäten, insbesondere der Arme, treten in der Regel doppelseitig synchron und symmetrisch auf, aber auch asynchrones Auftreten wird beobachtet. Die Intensität kann sehr mild sein — die Myokloni sind dann mehr spürbar als sichtbar —, aber auch von heftiger Intensität; dann werden die Arme hochgerissen, Gegenstände umgeworfen, weggeschleudert, aus der Hand verloren, ein Sturz kann die Folge sein. „Geordnetere" und heftige myoklonische Phänomene nehmen ja, wie erwähnt wurde, häufig den Charakter einer blitzartigen Bewegung an und führen zu einer Nickbewegung oder einer Schleuderbewegung, zu rein myoklonischen Sturz-, Nick- oder Reklinativanfällen, deren myoklonischer Charakter als solcher (im Gegensatz zu den mehr astatischen Anfällen) unmittelbar erkennbar bleibt.

7. Seltene Anfallssymptome

Vegetative Symptome im Rahmen kleiner Anfälle im Wachen wurden ganz selten beobachtet oder berichtet: eine flüchtige Röte des Gesichtes oder eine Blässe, die in Gesichtsrötung überging, Schweißausbruch oder Frieren mit Gänsehaut während eines Petit Mal-Status.

Auch orale Automatismen als „liederliches Symptom" (P. Vogel) ohne hirnlokalisatorischen Aussagewert wurden nur vereinzelt bemerkt und klangen flüchtig an; Gastaut u. Mitarb. (1966) scheinen sie häufiger beobachtet zu haben, auch Doose (1964), der aber ebenfalls ihre Unspezifität betont und mit Recht davor warnt, solche Automatismen als Kriterium für die differentialdiagnostische Trennung von Absencen und psychomotorischen Anfällen zu benutzen (Doose u. Scheffner).

Als Aura oder Prodromi kann ein auffällig ruhiges Verhalten eines sonst erethischen Kindes gewertet werden, unmittelbar vor Beginn kleiner Anfälle.

Auch flüchtige postparoxysmale „after effects" wie Weinen oder mißmutige Verstimmung können den kleinen Anfällen zugeordnet werden (Anfalls-EEG s. Abb. 27 u. Abb. 34, S. 46 u. 50) .

B. Große Anfälle im Wachen

Auf die bei unserer Krankheitsgruppe auftretenden typischen großen Anfälle braucht nicht näher eingegangen zu werden. Sofern sie tonisch-klonisch, nur klonisch oder nur tonisch ablaufen, zeigen diese Anfallsbilder keine Besonderheiten. Insbesondere konnten wir nicht beobachten, daß tonische Grand Mal-Anfälle eine besonders starke Intensität mit tiefer Cyanose gehabt hätten, wie dies für die Grand Mal-Anfälle beim Impulsiv-Petit Mal der Fall ist (Janz u. Christian). Einen emprosthotonen oder opisthotonen Charakter fanden wir nur bei den sehr abortiven tonischen Grand Mal-Anfällen, besonders solchen, die gehäuft aus dem Schlaf heraus auftraten (s. S. 19).

Zwei weitere Formen abortiver Grand Mal-Anfälle bedürfen noch wegen ihrer Verwandtschaft zu entsprechenden Bildern kleiner Anfälle der Erwähnung: die atonischen Grand Mal-Anfälle und atonisch-klonischen Grand Mal-Anfälle (Fallbeispiele Nr. 23, 55 u. 76).

Beim *atonischen Grand Mal-Anfall*, in der Literatur nur selten erwähnt (z. B. Livingston), fehlt die tonische oder die klonische Phase völlig; tiefe Bewußtlosigkeit verbindet sich mit einer von Anfang an bestehenden, über die gesamte Anfallsdauer anhaltenden Schlaffheit der gesamten Muskulatur. Die Kinder sind dabei blaß, ihre Augen meist geschlossen, häufig entwickelt sich eine Lippencyanose, eventuell wird eingenäßt. Nach mehreren Minuten kommen sie langsam wieder zu sich und halten einen Nachschlaf.

Beim *atonisch-klonischen Grand Mal-Anfall* schließt sich an die erste Phase, die durch völligen Tonusverlust gekennzeichnet ist, eine zweite Anfallsphase mit milden rhythmischen Kloni an, meist nicht mehr als 10—15 Einzelkloni.

Wenn diese beiden Typen aus der großen Variabilität des Abortiv-Grand Mal herausgestellt wurden, so deshalb, weil beide Formen häufiger gesehen wurden, weil sie Ähnlichkeit mit entsprechenden Typen kleiner Anfälle aufweisen und weil im einzelnen Fall fließende Übergangsbilder vom relativ langdauernden atonisch-astatischen

Sturzanfall ohne Bewußtlosigkeit entstehen können sowie vom atonisch-myoklonischen Petit Mal-Anfall zum atonisch-klonischen Grand Mal-Anfall. Die strenge Trennungslinie zwischen großem und kleinem Anfall kann sich verwischen. Zwar bleibt für die Mehrzahl der Fälle die Tiefe der Bewußtseinsstörung ein verläßliches Kriterium; wenn aber solche Anfälle relativ kurz dauern, kann es zweifelhaft sein, ob eine Bewußtseinstrübung oder Bewußtlosigkeit vorgelegen hat, ob also ein abortiver großer oder ein atypisch langdauernder kleiner Anfall aufgetreten ist. Wir sprechen dann einfach von „atonischen Anfällen" in Parallele zu den „tonischen Anfällen", die ähnliche Unterscheidungsschwierigkeiten zwischen „groß und klein" bereiten können (s. S. 19).

C. Anfälle im Schlaf

In nicht weniger als der Hälfte der verwertbaren 60 Fälle hatten die Angehörigen die Frage bejaht, ob gleiche oder ähnliche Anfälle wie im Wachen auch aus dem Schlaf heraus auftreten.

Wir sind diesen Angaben mit großer Skepsis begegnet. Verbergen sich dahinter nicht ganz überwiegend Phänomene der physiologischen Schlafmotorik, die von ängstlichen und aufgeschreckten Eltern überbewertet werden, hat man sie doch angehalten, sich jedes irgendwie anfallsverdächtige Symptom zu merken und zu berichten?

Wir haben uns aber im Laufe der Zeit überzeugen lassen müssen, daß die Anfallsbilder im Schlaf vielfältiger und zahlreicher in Erscheinung treten können als erwartet. Die schlafabhängigen Anfallsphänomene lassen sich in 4 Gruppen einteilen:

1. Schlafzuckungen;
2. ausgestaltetere kleine Anfälle;
3. typische große Anfälle;
4. tonische Anfälle.

1. Schlafzuckungen: Die Entscheidung, ob es sich um physiologische Einschlafzuckungen oder um epileptische Myoklonien handelt, ist phänomenologisch von der einzelnen Zuckung her nicht zu treffen. Es gibt keine klinischen Unterscheidungsmerkmale wie Synchronizität, Rhythmik, Lokalisation oder Intensität. Nur das EEG kann den Verdacht auf die epileptische Natur der Schlafzuckungen beweisen oder entkräften. Einen weiteren Hinweis gibt aber die Frequenz, mit der Schlafzuckungen auftreten. Physiologische „Einschlafzuckungen" — das sagt der Name — sind zeitlich begrenzt auf Stadien geringer Schlaftiefe im Übergang zu mittlerem und tiefem Schlaf. Wenn dagegen stundenlang in dichter Folge auftretende Einzelzuckungen beobachtet werden, die zudem noch überwiegend eine recht große Intensität haben, und wenn verläßliche Eltern, die ihr krankes Kind zu sich ins Bett nehmen, berichten, daß ständige, die „ganze Nacht" anhaltende Zuckungen des anfallskranken Kindes sie nicht hätten zur Ruhe kommen lassen, dann spricht dies mit hoher Wahrscheinlichkeit für eine epileptische Genese, besonders wenn in der gleichen Krankheitsphase mit Hilfe eines Schlaf-EEG gehäufte Myoklonien mit Ausbrüchen hypersynchroner Potentiale nachgewiesen werden können (Anfalls-EEG s. Abb. 41 u. 42, S. 63 u. 64; Fallbeispiel Nr. 55).

2. Ausgestaltetere *kleine Anfälle,* die entsprechenden Anfallsbildern im Wachen gleichen oder ähneln, sind Raritäten (Fallbeispiel Nr. 20). Außer myoklonischen Nickanfällen oder „Ha"-Anfällen (mit Aufsetzen im Schlaf, ohne zu erwachen) liegen keine Beobachtungen vor.

3. u. 4. Typische *große Anfälle* im Schlaf bedürfen keiner Erwähnung. Einen interessanten Aspekt bieten aber kurze große Anfälle, die sich zu mehr und mehr abortiven Bildern „verdünnen": An einem Ende der Intensitätsskala steht hier der ausgeprägte, wenn auch kurzdauernde tonische Krampf mit Aufstöhnen, Drosselung der Atmung, Abstrecken der Arme, leichtem oder starkem emprosthotonem Aufbäumen (wie beim Salaam-Krampf im Wachen) oder auch mit opisthotonem Chrakter, dem sich gelegentlich einige wenige Kloni hinzugesellen, Dauer etwa 10—20 sec. Am anderen Ende der Intensitätsreihe wird nur noch ein kurzes Aufstöhnen beobachtet, vielleicht mit einer eben erkennbaren kurzen tonischen Innervation, vielleicht mit 2 oder 3 Kloni, Dauer 2 sec! Dazwischen gibt es bezüglich Intensität und Dauer alle Übergangsbilder. Das Anfallsbild des tonischen oder tonisch-klonischen Krampfes kann sich also so abschwächen, daß — wie bei den „atonischen Anfällen" im Wachen — gelegentlich auch im Schlaf die Trennungslinie zwischen großem und kleinem Anfall aufgehoben wird, besonders wenn sich solche verdünnten Anfälle „pyknoleptisch" häufen.

Wir selbst haben in einer Nacht bis zu 20 solcher „großen" Anfälle, die wir einfach als „*tonische Anfälle*" bezeichnen, von durchschnittlich 4—5 sec Dauer beobachten können, die im Abstand von 5—45 min auftraten. Der außergewöhnlich abortive Charakter dieser „großen" Anfälle zeigt sich auch darin, daß die Kinder beim Erwachen am nächsten Morgen in keiner Weise körperlich erschöpft wirken, auch wenn die tonischen Anfälle bis in die Morgenstunden hinein aufgetreten sind, im Gegensatz zu Serien typischer großer Anfälle bei einer Schlafepilepsie (Fallbeispiele Nr. 23, 55, 61 u. 80).

Solche „tonischen Anfälle" können ganz selten auch im Wachen beobachtet werden (Fallbeispiele Nr. 55, 62 u. 80); in dieser Häufung und ständig fluktuierenden Intensität sind sie aber besonders charakteristisch für die schlafabhängigen Anfälle unserer Petit Mal-Verlaufsform (Anfalls-EEG s. Abb. 45/46, S. 66/67).

Eine eingehende klinisch-elektrencephalographische Studie, unter Einbeziehung polygraphischer Untersuchungsmethoden, haben GASTAUT u. Mitarb. (1963) dieser typisch kindlichen Anfallsform gewidmet, die sie scharf gegenüber dem Grand Mal abzugrenzen versucht und später als wesentliches, konstituierendes Glied in ihr „Lennox-Syndrom" (GASTAUT u. Mitarb., 1966) aufgenommen haben, bei dem sie diese Anfallsart in 70% der Fälle fanden.

Auch diese Autoren haben betont, daß die tonischen Anfälle in ihrer Intensität außerordentlich stark schwanken, oft nur wenige Sekunden dauern und bevorzugt aus dem Schlaf in „cyclischer" Häufung auftreten. Die Autoren differenzieren in

a) tonisch-axiale Anfälle („trunk fits" oder „respiratory fits" Jackson), bei denen die tonische Kontraktion in der Hals- und Nackenmuskulatur beginnt und sich danach erst auf die oberen, dann unteren Gesichtsmuskeln ausbreitet, die Kaumuskeln (Mm. masseter und temporalis), die Mm. sternocleidomastoidei und Mm. scaleni mit einbeziehend und zugleich auch die Brust- und Bauchmuskulatur, was gelegentlich zu einem hohen Schrei, immer aber zu einer Apnoe von 1—10 sec Dauer führt, endend mit einer abrupten Inspiration und nachfolgender beschleunigter Atemfrequenz. Die Intensität dieser Anfälle wechselt sehr stark und kann sich so abschwächen, daß nur noch ein Grimassieren („grimacing epilepsy") oder ein Anheben der Lider mit Verdrehen der Bulbi nach oben erkennbar bleibt. Häufiger als diese atonischen Anfälle ist die von GASTAUT als

2*

b) „tonische axo-rhizomelische Anfälle" bezeichnete Form. Hierbei tritt zum tonisch-axialen Anfallsbild eine tonische Kontraktion der Schultergürtelmuskulatur hinzu, aus der ein Anheben der Schultern und Abduktion mit Außenrotation der Arme resultiert. Bei den

c) „globalen tonischen Anfällen" schließlich breitet sich die Kontraktion auf alle Muskeln der oberen und gelegentlich auch der unteren Extremitäten aus, wodurch es am häufigsten zur Extensionshaltung des Nackens, Rumpfes und der Beine und zur Flexion der abduzierten und erhobenen Arme kommt, selten zu einer emprosthotonen Haltung (Beugung des Nackens und der Beine); niemals soll sich jedoch ein Opisthotonus mit gestreckten und gesenkten Armen entwickeln.

d) Gelegentlich enden diese tonischen Anfälle in einer *klonischen* Phase, womit die Abgrenzung gegenüber kurzen tonisch-klonischen Grand Mal-Anfällen mit vorherrschender tonischer Phase schwierig, ja ohne EEG unmöglich werden kann.

e) An begleitenden *vegetativen* Phänomenen hat GASTAUT außer respiratorischen Symptomen (Tachypnoe, Apnoe) Tachykardie, Blutdruck-Anstieg, Mydriasis, Gesichtsrötung, Lippencyanose, Hypersekretion der Speichel-, Tränen- und Schweißdrüsen, Gänsehaut und Einnässen beobachtet.

D. Kombinationen mit weiteren Anfallsformen

Hier muß nur noch das Auftreten von fokalen und psychomotorischen Anfällen erwähnt werden. Bei 2 unserer Kinder traten im Verlauf psychomotorische Anfälle hinzu, 9 Fälle (11%) zeigten oft schon bei Epilepsiebeginn fokale Anfälle, und zwar meist Hemi-Grand Mal- oder fokale Grand Mal-Anfälle, seltener umschriebene fokale Anfälle, entweder seitenkonstant (6 Fälle) oder seitenwechselnd (3 Fälle).

BRIDGE fand „akinetische Anfälle" *stets* in Kombination mit anderen Anfallsformen, nämlich mit „myoclonic jerks", „minor motor seizures" und Grand Mal. Wir glauben, seine Beobachtungen stehen nicht im Widerspruch zu unseren; Myokloni gehören zu dieser Anfallsgruppe dazu, eine Kombination mit Grand Mal zeigen fast $^2/_3$ unserer Kinder, und myoklonisch-astatische Anfälle können nicht selten zu BNS-Krämpfen hinzutreten oder sie ablösen. Wir haben bisher 6 Fälle mit BNS-Krämpfen aufgefunden, im Gegensatz zu BRIDGE und DOOSE (1964) diese Kinder aber nicht in das hier bearbeitete Kollektiv von 82 Fällen aufgenommen, da noch nicht sämtliche Fälle unserer Klinik mit Propulsiv-Petit Mal-Epilepsie auf eine Kombination mit myoklonisch-astatischen Anfällen oder einen Verlaufswandel in ein myoklonisch-astatisches Petit Mal hin überprüft werden konnten.

E. Zusammenfassende Betrachtung der Anfallsbilder

Aus der Vielzahl der auf den vorhergehenden Seiten geschilderten Anfallsbilder lassen sich 3 Gruppen von Anfallsformen abgrenzen (Abb. 6):

1. die (mehr) astatischen Anfallsbilder, bei denen der partielle oder totale Verlust des muskulären Tonus und der Haltungskontrolle im Vordergrund stehen und Myokloni (fast) fehlen;

2. die (mehr) myoklonischen Anfallsbilder, die durch reguläre oder irreguläre Myokloni meist heftigerer Intensität geprägt sind und bei denen Symptome des Tonus- oder Haltungsverlustes zurücktreten;

3. die sowohl astatischen wie myoklonischen Anfallsbilder, bei denen sich eine myoklonische Zuckung, ein Ruck oder Stoß oder mehrere Myokloni mit partiellem oder totalem Verlust der statischen Funktionen und des Muskeltonus kombinieren.

Alle drei Gruppen können sich durch stufenweise Intensitätsabschwächung bis zur blanden Absence verdünnen. Sie sind des weiteren durch zwei Charakteristika gekennzeichnet, die schon HUNT in der Erstbeschreibung seiner „statischen Anfälle" herausgestellt hatte: durch astatische und durch myoklonische Symptome.

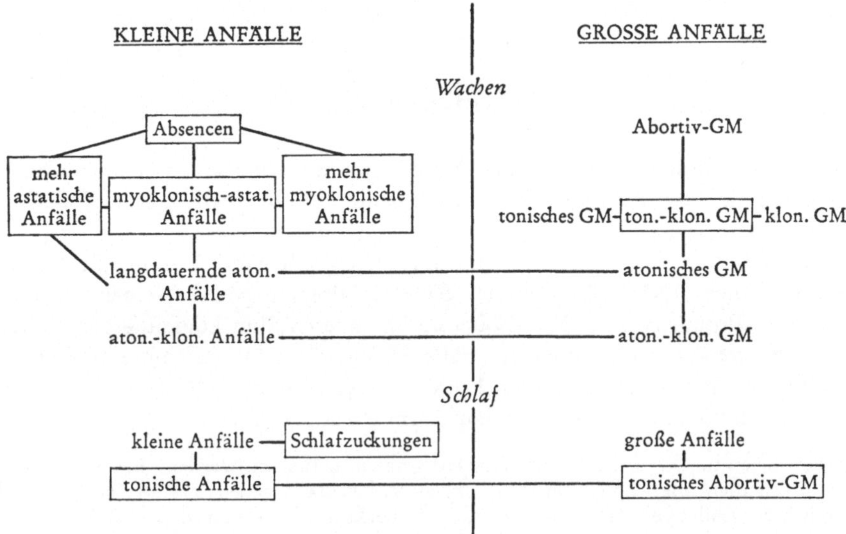

Abb. 6. Übersicht über die bei myoklonisch-astatischem Petit Mal und Grand Mal beobachteten Gruppen von Anfallsformen großer und kleiner Anfälle im Wachen und im Schlaf und ihre Beziehungen zueinander. [____] = häufige Anfallsformen; GM = Grand Mal

Deshalb wird als Gruppenbezeichnung der Terminus „myoklonisch-astatische Anfälle" gewählt.

Diese Benennung berücksichtigt die auf HUNT zurückgehende historische Überlieferung und beinhaltet außerdem eine pathophysiologische Deutung der „astatischen" Anfälle (s. S. 99).

Myoklonisch-astatische Anfälle sind in der Regel „multiform", d. h. ihre Form wandelt sich vielfältig ab durch verschiedene Grade der Intensität und der zeitlichen Dauer. Dabei können gelegentlich — besonders bei zunehmend schwerem Verlauf — Übergangsbilder zu (atonischen) großen Anfällen entstehen.

Herrscht im Verlauf dagegen eine Anfallsform vor, so ist dieses „uniforme" Anfallsbild entweder mehr abortiv-astatisch oder es ist vorwiegend myoklonisch geprägt [3].

Auch die großen Anfälle treten häufig „multiform" auf, wie Abb. 6 zeigt. Auf welche Weise sich Ordnung in die vielfältigen Anfallssymptome im Schlaf bringen läßt, möchte die gleiche Abbildung erhellen.

Nach den Kategorien „groß-klein", „Wachen-Schlaf" und „myoklonisch-astatisch" mit den Nebenkategorien der Intensität und zeitlichen Dauer haben wir so mühelos Ordnung schaffen können innerhalb der Vielfalt der Anfallsbilder, die auf den

---

[3] Über die Beziehung zwischen Anfallsformen einerseits und Schwere des Krankheitsverlaufes sowie Erkrankungsalter unterrichtet Tab. 21, S. 90.

ersten Blick verwirrend gewesen sein mag. Sie wird von vornherein nicht den über-
rascht haben, der täglich Umgang mit epileptischen Kindern hat. Er wird bald die
Erfahrung gemacht haben, daß sozusagen jeder Patient seine ihm eigene Epilepsieform hat und also auch seine individuellen Anfallsbilder und daß die Mannigfaltig-
keit der Anfallsformen zunimmt, je exakter beobachtet wird.

IV. Häufigkeit

Die von uns bisher aufgefundenen Kinder mit myoklonisch-astatischen Anfällen
machen etwa 5% der gesamten Epilepsie-Patienten der Heidelberger Univ.-Kinder-
klinik aus.

Diese Zahl stellt sicher ein Minimum dar; sie enthält nämlich nicht alle Verläufe,
die mit typischen BNS-Krämpfen des Säuglingsalters begonnen haben, also nicht
alle mit einer Propulsiv-Petit Mal-Epilepsie im engeren Sinn kombinierten Verlaufsform. In ihr werden auch einige der Fälle fehlen, die früher an unserer Klinik als
„Spätform der Propulsiv-Petit Mal-Epilepsie mit günstiger Prognose" bezeichnet
worden sind und die u. E. unserer Verlaufsform zuzuordnen wären.

In der Literatur konnten kaum Vergleichszahlen gefunden werden. BRIDGE ermittelte
6% von 742 Fällen aller Epilepsieformen. HESS u. NEUHAUS geben 3% an (von 518 Fällen
mit gemischten Epilepsieformen einschließlich Fieberkrämpfe) — in dieser Zahl sind aber
ihrer Schilderung nach auch langdauernde atonische große Anfälle inbegriffen, während Kombinationsformen mit Myoklonien fehlen.
Die 19 Fälle von DOOSE (1964) machen 10% seiner Petit Mal-Epilepsien aus.

V. Erkrankungsalter

Das Alter beim Auftreten des 1. kleinen Anfalls umfaßt — in Übereinstimmung
mit SOREL, DOOSE und GASTAUT — einen Altersbereich von 8 Monaten bis 9 Jahren,
das errechnete Durchschnittsalter beträgt etwas mehr als $3^1/_4$ Jahre und stimmt mit
dem von BRIDGE angegebenen Durchschnittsalter von 3 J. gut überein. Knapp $^2/_3$
unserer 82 Fälle waren beim 1. kleinen Anfall $2—4^1/_2$ Jahre alt; dieser Altersgipfel
im 4. Lebensjahr geht aus den Abb. 7 u. 8 klar hervor und fügt sich gut ein
zwischen die Alterskurven der Propulsiv-Petit Mal-Epilepsie und der Pyknolepsie:
Die Propulsiv-Petit Mal-Epilepsie hat ihren höchsten Gipfel innerhalb des 1. Lebensjahres (2.—6. Lebensmonat) — der stumpf absteigende Schenkel dieser Kurve (nach
JANZ u. MATTHES) enthält sicher etliche Verläufe unserer Gruppe; die Alterskurve
der Pyknolepsien erreicht ihren Gipfel zwischen dem 6. u. 8. Lebensjahr. Endlich
zeigt das letzte Glied der altersabhängigen Petit Mal-Verläufe, die Impulsiv-Petit
Mal-Epilepsie nach JANZ u. CHRISTIAN das Maximum ihres Erkrankungsbeginns
zwischen dem 14. u. 18. Lebensjahr.
Das Durchschnittsalter bei Erkrankungsbeginn überhaupt liegt mit $2^3/_4$ Jahren
(4 Mon. bis 6 Jahre) reichlich 6 Monate früher, da bei mehr als der Hälfte unser
Patienten (52%) die Epilepsie mit einem Grand Mal-Vorspiel beginnt.

Kinder, die beim Auftreten des ersten kleinen Anfalls jünger als 2 Jahre sind, bezeichnen wir als „Frühfälle", solche, die älter als 4½ Jahre sind, als „Spätfälle".

Über die Beziehungen zwischen Erkrankungsalter und Verlaufsschwere bzw. Anfallsbilder unterrichten die Tab. 21 u. 22, S. 90.

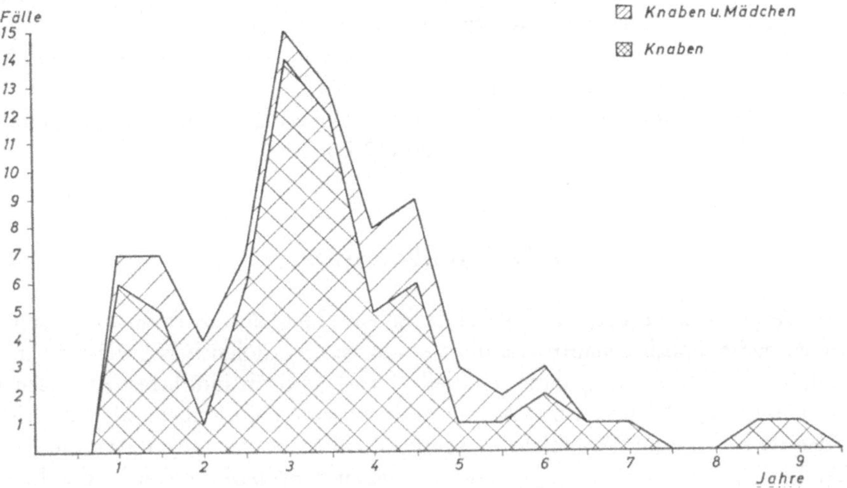

Abb. 7. Altersverteilung bei Erkrankungsbeginn von 82 Fällen mit myoklonisch-astatischem
Petit Mal. Alter beim 1. kl. Anfall in ½jährigen Altersstufen, getrennt nach Knaben (63 F.)
und Gesamtzahl der Fälle (Knaben und Mädchen)

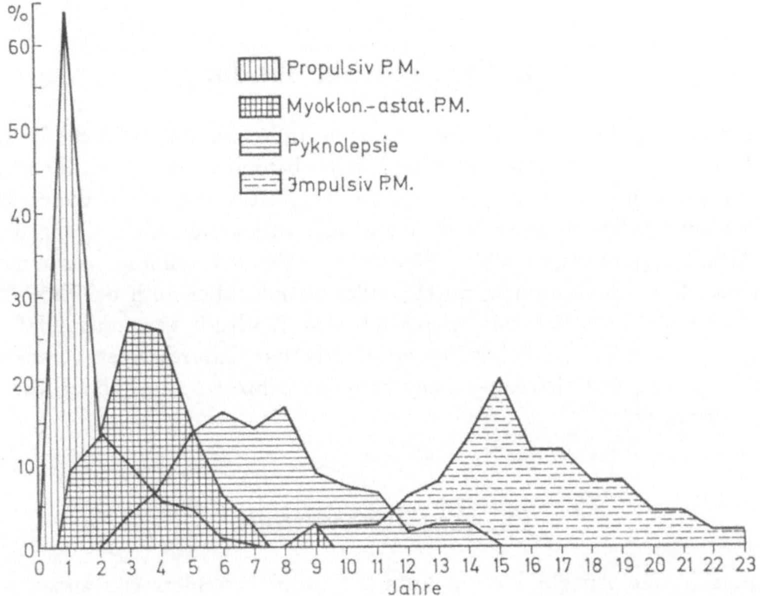

Abb. 8. Erkrankungsbeginn der Petit Mal-Verlaufsformen in % der Fälle. 1. Gipfel: Pro-
pulsiv-Petit Mal (89 Pat. nach Janz u. Matthes); 2. Gipfel: Myoklonisch-astatisches Petit
Mal (82 Fälle); 3. Gipfel: Pyknolepsie (129 Fälle nach Matthes u. Weber); 4. Gipfel:
Impulsiv-Petit Mal (47 Fälle nach Janz u. Christian)

VI. Geschlechtsverhältnis

Das Verhältnis von 63 Knaben : 19 Mädchen (3,3 : 1) zeigt eine deutliche Knabenwendigkeit, die sich auch bei der Propulsiv-Petit Mal-Epilepsie (2 : 1) wie überhaupt bei neurologischen Erkrankungen des Kindesalters zeigt, bei unserer Krankheitsgruppe aber besonders stark ausgeprägt ist.

Dieses Geschlechtsverhältnis steht im Gegensatz zur Pyknolepsie, bei der die Mädchen deutlich überwiegen (Knaben : Mädchen = 0,6 : 1).

Doose (1964) fand bei seinen Kindern mit akinetischen Anfällen ebenfalls eine Knabenwendigkeit, aber geringeren Ausmaßes (2,2 : 1).

VII. Anfallsfrequenz

Den Anfällen aller Petit Mal-Verläufe ist eine hohe Anfallsfrequenz gemeinsam. Sie treten meist täglich gehäuft auf, ihr Verlauf ist „pyknoleptisch", wie man in Anlehnung an die Pyknolepsie, dieser speziellen Verlaufsform kindlicher Absencen verallgemeinernd sagen kann. Eine Anfallsfrequenz von täglich mehr als 100 kleinen Anfällen ist bei unserer Verlaufsform keine Seltenheit, und häufig treten die Anfälle „unzählbar" gehäuft auf, d. h. sie sind bei genauer Beobachtung nur noch in einer definierten Zeiteinheit zählbar, z. B. in 1 Std (8—9 Uhr morgens) 50 Anfälle. Für die Dokumentation ist die Angabe der Tageszeit unerläßlich, da die Anfallsfrequenz im Laufe des Tages sehr stark schwanken kann.

VIII. Tageszeitliche Bindung

Es kann als Regel gelten, daß die kleinen Anfälle eine tageszeitliche Bindung erkennen lassen. Eine besondere Häufung tritt besonders morgens innerhalb der ersten zwei Stunden nach dem Aufstehen ein, oft statusartig — zu dieser Tageszeit treten auch am häufigsten Petit Mal-Staten auf. In zweiter Linie drängen sich die kleinen Anfälle „pyknoleptisch" in Phasen besonderer Ermüdung zusammen, vornehmlich vor dem Schlafengehen, mittags oder abends, aber auch bei Ermüdung aus anderen Anlässen. So haben wir wiederholt den Eindruck gewonnen, daß manche Antiepileptica besonders bei hoher Dosierung offenbar dadurch einen verschlimmernden Effekt auf die Anfallsfrequenz ausübten, daß ihre sedativ-hypnotische Nebenwirkung zu stark war.

IX. Anfallsrhythmik

Drängt sich eine Anzahl kleiner Anfälle zeitlich besonders eng zusammen, von der nächsten Anfallsgruppierung getrennt durch eine längere Zeitspanne, sprechen wir von einer Anfallsserie. Solche Serien von Nick- oder Sturzanfällen, vermischt mit Absencen sind — im Gegensatz zu den BNS-Krämpfen im Säuglingsalter — meist kurz, z. B. 4 Nickanfälle in 3 min oder 7 Sturzanfälle in 10 min (Fallbeispiele Nr. 23

u. 48). Ob man auch die dichte Häufung kleiner Anfälle zu bestimmten Tageszeiten als z. B. 1—2stündige Anfallsserie bezeichnen will, sei dahingestellt. Wir ziehen für länger dauernde Anfallshäufungen über Stunden die Bezeichnung „statusartig" vor.

X. Der Petit Mal-Status

Von der statusartigen Häufung kleiner Anfälle bis zum Vollbild des Petit Mal-Status ist es oft nur ein kleiner Schritt. Da der Übergang fließend sein kann, müssen wir definieren, was wir unter einem Petit Mal-Status im klinischen Sinne verstehen. In Anlehnung an die Definition des Grand Mal-Status können wir sagen: Ein Petit Mal-Status ist

1. ein Zustand von kleinen Anfällen in rascher Folge, zwischen denen das Bewußtsein gestört bleibt oder sich nur so kurze Zeit aufhält, daß für die Gesamtdauer dieses Zustandes eine andauernde psychische Störung resultiert;

2. ein Zustand von einem oder mehreren, ganz ungewöhnlich langdauernden kleinen Anfällen.

Da der Petit Mal-Status eine Sonderform des Dämmerzustandes ist, kann die Definition auch von daher erfolgen: Ein Petit Mal-Status ist eine besondere Form des Dämmerzustandes, aus dem sich mehr oder weniger gut abtrennbar kleine Anfälle bzw. Anfallssymptome herausheben. Nun zeigt die klinische Praxis, daß sich der interparoxysmale Bewußtseinszustand nicht immer sicher beurteilen läßt, sei es, daß das Kind schwachsinnig ist, daß es unter hochdosierten Medikamenten steht oder daß es aus dem Erleben pausenlos auftretender Anfälle psychisch reaktiv gestört ist und in einen Stupor gerät; häufig kommen alle diese Faktoren zusammen. Zudem gibt es Staten, die fast ausschließlich mit myoklonischen Symptomen einhergehen und das Bewußtsein anscheinend unbeeinflußt lassen (Status myoclonicus; Impulsiv-Petit Mal-Status). Wir brauchen daher eine weitergehende Definition:

Ein Petit Mal-Status liegt vor,

1. wenn über mehr als $1/2$ Std kontinuierliche Myoklonien auftreten oder (bzw. und)

2. wenn über mehr als $1/2$ Std pro Minute mindestens 1—2 kleine Anfälle auftreten und zwischen diesen Anfällen das Bewußtsein getrübt bleibt (Dämmerzustand) oder, falls sich die Bewußtseinslage nicht sicher bestimmen läßt, wenn zumindest das gesamte psychische Verhalten des Kindes sich während dieser Phase völlig verändert hat;

3. wenn sich zu Punkt 1 und 2 entsprechende EEG-Befunde korrelieren (s. S. 51);

4. wenn EEG-Befund und klinisches Verhalten sich zusammen als zeitlich begrenzte Phase abtrennen lassen aus dem sonstigen Krankheitsverlauf.

So definiert, haben wir unter unseren 82 Fällen 21 Fälle mit Petit Mal-Staten gefunden (25%). Eine solche Häufigkeit konnten wir bei keiner anderen Petit Mal-Verlaufsform feststellen. Unsere frühere Meinung, daß der Petit Mal-Status eine relativ seltene Komplikation eines Petit Mal-Verlaufes sei, mußten wir zu unserer eigenen Überraschung revidieren. Wir möchten daher den Petit Mal-Status auch nicht als Komplikation, sondern als ein wesentliches Ereignis verstehen, das die Besonderheit unserer Petit Mal-Verlaufsform gegenüber anderen Verlaufsformen unterstreicht.

Auch Doose (1964) betont die Anfallshäufung zu Staten als besonderes Charakteristikum des „akinetischen Petit Mal"; Gastaut u. Mitarb. (1966) fanden in 12⁰/₀
der Kinder mit Lennox-Syndrom"-Staten aus „atypischen" Absencen und/oder tonischen Anfällen.

Symptomatologie: Der Petit Mal-Status unserer Verlaufsform kann unter 4 voneinander trennbaren und doch oft ineinander übergehenden klinischen Bildern verlaufen: als myoklonischer Status, als mehr astatische Form des Petit Mal-Status, als
blander Petit Mal-Status und als myoklonisch-astatischer Status.

a) Der myoklonische Petit Mal-Status: Hierbei treten myoklonische Symptome
ausschließlich auf oder beherrschen das klinische Bild. Die Intensität der Myokloni
ist wechselnd, meist aber recht stark; ihre Lokalisation betrifft vorwiegend das Gesicht und die Arme, und da ihr Auftreten in der Regel symmetrisch-synchron oder als
Einzelzuckung oder als kurze rhythmische Zuckungsserie erfolgt, resultieren häufige
Bewegungen der Arme wie Hochreißen, Auseinanderfahren, Schleuder- und Wedel-
bewegungen, „Flügelschlagen" usw. Bei der milderen Variante dieser Status-Art werden die Beine von den Myoklonien kaum betroffen, die Kinder können stehen und
laufen. Obwohl sie ständig von Zuckungen „geschüttelt" werden, vermögen sie meist
die Balance zu halten oder stürzen nur selten. Die Bewußtseinseinschränkung kann
fehlen oder gering sein. Hinzu gesellen sich eventuell vegetative Symptome wie Frieren, Gänsehaut oder auch Schweißausbrüche, eventuell klingen Automatismen wie
Nesteln der Hände, Spreizen der Finger an (Fallbeispiel Nr. 15). Bei 2 unserer Kinder fand ein solcher Status nach 1- bzw. erst 20stündiger Dauer seinen Abschluß
durch einen Grand Mal-Anfall oder durch den letzten Grand Mal-Anfall einer kurzen Grand Mal-Serie, die während des Petit Mal-Status begonnen hatte.

b) Der astatische Petit Mal-Status: Myokloni treten hier ganz zurück, fehlen
aber kaum, sind dann oft mehr spürbar als sichtbar. Diese Art Status kann sehr lar-
viert verlaufen und deshalb verkannt werden (Fallbeispiel Nr. 74), besonders wenn
(phasenweise) myoklonische oder astatische Symptome völlig schwinden *(blander
Petit Mal-Status;* „ictal stupor" Niedermeyer). Die Bewußtseinsstörung ist hierbei
sehr gering und oft kaum faßbar, sie wird durch häufig wiederkehrende, langdauernde
blande Absencen vertieft, hinzu gesellen sich abortive astatische Symptome: immer
wieder ein Nachgeben in der Körperhaltung, ein Nachvornsinken des Kopfes oder
Rumpfes usw. Bei schwererem Verlauf wird die Umdämmerung stärker; apathisch
und bewegungsarm oder völlig antriebslos sitzen oder liegen die Kinder herum
(„akinetischer Petit Mal-Status"), wollen nicht stehen, nicht spielen, nicht essen. Sie
verlernen zu kauen, oft bereitet sogar das Schlucken Mühe; die schlaffen Gesichtszüge, das Absinken der Lider und des Unterkiefers, das Speicheln erinnern an die
Symptomatik einer Pseudobulbärparalyse (Fallbeispiel Nr. 55 u. 80).

Der von Zappert 1913 an Hand von 2 Fällen im Kleinkindesalter beschriebene „epi-
leptiforme pseudobulbäre Symptomenkomplex mit günstigem Verlauf" entspricht in geradezu
klassischer Weise dem Verlauf eines myoklonisch-astatischen Petit Mal mit Crescendo-
Decrescendo-Charakter, wobei es auf dem Höhepunkt der Erkrankung zu eventuell wiederholten Petit Mal-Staten mit pseudobulbärer Symptomatik kommt. Das klinische Bild dieser Petit Mal-Staten von Zappert war offenbar recht bland, so daß ihm die Bewußtseinsstörung seiner 3—4 Jahre alten Pat. entgangen zu sein scheint. Auch die „zeitliche Inkongruenz
zwischen dem Höhepunkt der Anfälle und der Pseudobulbärparalyse", die Zappert „unver-
ständlich" bleibt, ist ein charakteristisches Verlaufsmerkmal unserer Kinder: Nach statusartiger Häufung von kleinen Anfällen treten auf dem Höhepunkt der Entwicklung Anfallssym-

ptome zurück oder verschwinden gar, eben weil sich stattdessen ein Petit Mal-Status von u. U. recht blanden oder mehr abortiv astatischem oder akinetischem Charakter ausgebildet hat, mit (fast)fehlenden, ohne EEG schwer zu erkennenden oder — wie bei dem einen Fall von ZAPPERT — geringen Anfallssymptomen.

Ein solcher Petit Mal-Status kann sich zu einem lebensbedrohlichen Zustand entwickeln, auch und gerade dann, wenn die einzelnen Anfallssymptome weniger stark ausgeprägt sind bzw. sich in ihrer Intensität abschwächen.

Als „*tonischen* Status" bezeichnen GASTAUT u. Mitarb. (1966) eine rasche Folge (3/min) von tonischen Anfällen, die wir in dieser Häufung nicht beobachtet haben. Auch während des Schlafes, in dem sich diese tonischen Anfälle in charakteristischer Weise stark häufen, bekam die Anfallsfrequenz bei unseren Kindern niemals statusartigen Charakter.

Die Autoren betonen aber, daß die klinische Symptomatologie dieses „tonischen Status" sich in der Regel zunehmend abschwächt, evtl. bis zum Verschwinden der Anfallssymptome („*subklinischer Status*", wohlvergleichbar unserem „blanden Petit Mal-Status"). Dann würde die klinische Unterscheidung zwischen einem „*Absence-Status*" im Rahmen des sog. Lennox-Syndroms (einfache Bewußtseinstrübung, ebenfalls vergleichbar unserem blanden Petit Mal-Status) und einem „tonischen Status mit subklinischen Anfällen" ohne EEG-Untersuchung sehr schwierig werden. Der „tonische Status" könne sich aber auch entwickeln zu einem Zustand von „tiefem Koma" mit ernsten vegetativen Symptomen, verbunden mit nur minimalen motorischen Komponenten, die vielleicht beschränkt blieben auf ein diskretes Anheben der Hände und der Bulbi — wohl vergleichbar unserem Vollbild des astatischen bzw. myoklonisch-astatischen Petit Mal-Status.

c) Der myoklonisch-astatische Petit Mal-Status: Kombinieren sich in dichter Folge auftretende astatische und atonische Anfallssymptome partieller oder generalisierter Ausprägung mit ständigen Myoklonien wie beim Status myoclonicus, liegt das Vollbild des myoklonisch-astatischen Petit Mal-Status vor. Sein Bild braucht nicht näher beschrieben zu werden, es ergibt sich aus der Kombination der beiden erwähnten Statusformen ebenso wie aus der Kombination aller im Kapitel „Anfallsformen" geschilderten Bilder kleiner Anfälle (Fallbeispiele Nr. 22, 55, 61 u. 80). Ein solcher Status liefert oft das beste und vielseitigste Anschauungsmaterial zum Studium der kleinen Anfallsformen unserer Petit Mal-Verlaufsgruppe.

Einen mehr myoklonischen Petit Mal-Status sahen wir in 5 Fällen, die mehr astatische Form in 4 Fällen, 2 davon sehr abortiv, der Rest von 12 Fällen hatte in der Intensität sehr schwankende, oft lange Zeit sehr schwer verlaufende myoklonisch-astatische Petit Mal-Staten.

Bei 5 unserer 21 Fälle war der Status ein einmaliges und relativ kurzes Ereignis von Stunden bis wenigen Tagen, bemerkenswerterweise dreimal provoziert durch abruptes Absetzen der antiepileptischen Therapie, einmal ausgelöst durch ein Vaccinationsfieber. Alle anderen Fälle hatten mehr als 2 Staten, oft mehrmals in einem Jahr von mehrstündiger bis mehrmonatiger Dauer.

Das Alter beim 1. Petit Mal-Status betrug durchschnittlich $4^3/_4$ Jahre ($2^1/_2$ bis 11 Jahre), bei der Mehrzahl der Kinder handelte es sich um eine mittelschwere bis schwere Verlaufsform der Epilepsie, die im frühen oder typischen Alter eingesetzt hatte (s. Tab. 21, S. 90). Das Verhältnis symptomatischer zu idiopathischer Epilepsie unterschied sich nicht von dem des gesamten Kollektivs, 4 Kinder hatten einen schweren, 12 Kinder einen leichteren organischen Hirnschaden.

XI. Beziehung zu Grand Mal

Die Beziehung zum Grand Mal ist sehr ausgeprägt, bei fast $^3/_4$ unserer Kinder kombinierten sich die kleinen Anfälle mit großen (Tab. 1). Für diese kombinierten Verlaufsformen war charakteristisch, daß die Erkrankung meist mit einem Grand Mal-Vorspiel eröffnet wurde, seltener traten erst im weiteren Verlauf große Anfälle hinzu. Andere Verlaufsformen (gleichzeitiger Beginn mit großen und kleinen Anfällen, Ablösung der kleinen Anfälle durch große Anfälle) spielten zahlenmäßig keine Rolle.

Tabelle 1. *Beziehung von myoklonisch-astatischen Anfällen zum Grand Mal. 82 Kinder = 100%*

Kombination mit Grand Mal 59 Fälle = 72%			
Beginn mit Grand Mal	43 F. = 52%	Beginn mit Infektkrämpfen	14 F.
		Beginn mit Encephalitisbegleit-krämpfen	1 F.
Hinzutreten von Grand Mal	12 F. = 15%	Beginn mit Neugeborenenkrämpfen	1 F.
Ablösung durch Grand Mal	2 F.		
Gleichzeitiger Beginn von kleinen und großen Anfällen	2 F.		

1. Grand Mal-Vorspiel: Einen Epilepsiebeginn mit Grand Mal fanden wir in 52% der Fälle (BRIDGE: 69% der Kinder mit „akinetischen" Anfällen). Das zeitliche Intervall zwischen dem 1. Grand Mal-Anfall und dem ersten kleinen Anfall war im allgemeinen kurz und dauerte weniger als 1 Jahr, oft nur wenige Monate. Auch die Zahl der großen Anfälle während dieses Vorspiels war nicht hoch, meist unter 10. Nicht selten prägten Infektkrämpfe den Epilepsiebeginn, andere Arten von Gelegenheitskrämpfen blieben auf Einzelfälle beschränkt.

2. Hinzutreten von Grand Mal: In 20% der kombinierten Verlaufsformen traten Grand Mal-Anfälle erst zu den kleinen Anfällen nach einem sehr verschieden langen Intervall hinzu, das entweder nur wenige Monate oder — seltener — viele Jahre dauerte, ohne daß die kleinen Anfälle aufhörten. Dieses Hinzutreten fand sich häufiger bei den im frühen Alter beginnenden Verlaufsformen myoklonisch-astatischer Anfälle, aber nicht mit statistischer Signifikanz.

3. Grand Mal- und Schlaf-Wach-Cyclus: Für die Frage nach der Abhängigkeit der großen Anfälle vom Schlaf-Wach-Cyclus standen 32 verwertbare Fälle mit genügend verläßlichen Angaben zur Verfügung, die mehr als 3 große Anfälle auch außerhalb einer Grand Mal-Serie gehabt hatten. Die Mehrzahl der Kinder ließ keine Bindung erkennen, 10 Fälle eine vorwiegende (mehr als 75% der Anfälle) oder ausschließliche Bindung an den Schlaf, 6 Fälle eine Abhängigkeit von tageszeitlichen Situationen nach dem Erwachen oder bei Ermüdung. Eine strenge Bindung an den Schlaf zeigten besonders die gehäuften, oft über die ganze Nacht verteilt auftretenden, meist sehr abortiven tonischen Anfälle (s. S. 19), die nicht als typische Grand Mal-Anfälle klassifizierbar waren. Daher haben wir Zweifel, ob es sich um echte Grand Mal-Schlafepilepsien handelte, denn die daneben relativ selten typischen großen Anfälle dieser Kinder mit tonischen Anfällen ließen oft keine Schlafbindung erkennen.

Zwischen diesen tonischen Anfällen und (abortiven) Grand Mal-Anfällen allein auf Grund anamnestischer Angaben und Fremdbeobachtungen zu trennen, war uns oft unmöglich. Dies mag z. T. erklären, warum wir einen so viel höheren Prozentsatz von Grand-Mal-Kombinationen ermittelten als GASTAUT u. Mitarb. (1966), die tonisch-klonische Anfälle nur in 15⁰/⁰ und klonische Grand Mal-Anfälle in 14⁰/⁰ fanden, und zwar allein auf Grund anamnestischer Erhebungen, tonische Anfälle dagegen (im Gegensatz zur geringen Zahl unserer eigenen Anfallsbeobachtungen) in 70⁰/⁰ der Fälle von „epileptischer Slow-spike-wave-Encephalopathie".

In bezug auf das von uns und auch von BRIDGE so häufig beobachtete Grand Mal-Vorspiel bleibt aber der Gegensatz zu GASTAUTs Angaben bestehen — hier sind wir uns recht sicher, daß es sich um typische Grand Mal-Anfälle gehandelt hat.

Die 6 Aufwachepilepsien sind trotz ihrer kleinen Zahl von Interesse, weil nach JANZ diese Grand Mal-Epilepsien fast stets idiopathisch sind und sich insbesondere mit dem Impulsiv-Petit Mal kombinieren. In der Tat hatten unsere Kinder bis auf 1 Fall (mit Hydrocephalus) idiopathische Epilepsien von leichtem bis mittelschwerem Verlauf mit vorherrschenden myoklonischen Anfallssymptomen milderer Intensität, also klinische Faktoren, die eine Verwandtschaft zur Impulsiv-Petit Mal/Grand Mal-Aufwachepilepsie erkennen lassen.

XII. EEG-Befunde

Von unseren 82 Kindern mit myoklonisch-astatischen Anfällen waren insgesamt 719 EEG abgeleitet und befundet worden. ²/₃ dieser EEG wurden anläßlich der Bearbeitung des hier gestellten Themas vom Verfasser selbst nochmals durchgesehen und ausgewertet. Durchschnittlich waren bei jedem Kind 9 EEG-Untersuchungen durchgeführt worden (1—34 EEG); fast ³/₄ der Kinder bekamen mindestens 5 Hirnstromkurven in mehrmonatigen Intervallen abgeleitet.

Untersuchungstechnik

Die EEG wurden mit dem 8 Kanal-Direktschreiber der Firma Schwarzer registriert (Papiergeschwindigkeit 30 mm/sec, Eichhöhe 7 mm = 100 oder 50 mV, Zeitkonstante in der Regel 0,3 mit Frequenzblende 30). Wir verwendeten bipolare Längs- und Querreihenableitungen und bei der Mehrzahl der Fälle zusätzlich unipolare Ableitung gegen das gleichseitige Ohr. Die Ableitungsdauer betrug mindestens 20 min. Der größte Teil der Untersuchungen wurde im Liegen ausgeführt, beim kleineren Teil in halbsitzender Position mit abgestütztem Kopf oder im Sitzen. Soweit möglich und erforderlich wurden Hyperventilation, Photostimulation und Schlaf als Provokationsmethoden angewandt.

Ergebnisse

Die Tabellen 2—6 klassifizieren die bei den einzelnen Kindern jeweils im gesamten EEG-Verlauf erhobenen Befunde (sog. Summen-EEG). Die Modifikationen der Hirnstromkurven durch das Alter gehen aus dieser Tabelle nicht hervor und werden auf S. 55 gesondert besprochen, ebenso die Modifikationen durch den Schlaf (S. 62).

Alle 82 Kinder haben in ihrem EEG-Verlauf pathologische Befunde gezeigt und fast alle — bis auf einen einzigen Fall — auch hypersynchrone Aktivität (sog. „Krampfpotentiale").

Dieser eine Fall (Beispiel Nr. 57, S. 113) kam nur zweimal zur EEG-Untersuchung, jeweils gerade in anfallsfreien Verlaufsphasen; statt „Krampfpotentiale" zeigte das EEG eine sehr ausgeprägte paroxysmale Störung in Gestalt häufiger Ausbrüche generalisierter rhythmischer Delta-Wellen — ein zwar unspezifischer, aber typische Intervall-Befund (s. S. 58).

Die Besprechung der einzelnen Befunde des Wach-EEG soll mit den generalisierten spezifischen Veränderungen begonnen werden, d. h. mit den Formen und Mustern, unter denen hypersynchrone Potentiale generalisiert aufgetreten sind (Tab. 2, S. 36).

A. Das EEG im Wachen

a) Generalisierte hypersynchrone Aktivität im Intervall- und Anfalls-EEG

1. Das Spike-wave-Variant

Synonyma: Petit Mal Variant, GIBBS, GIBBS u. LENNOX, 1939; Slow spike-waves, LENNOX, 1945; Blunt spike-hump, LENNOX u. DAVIS, 1950; langsame „waves and spikes", PENFIELD u. JASPER, 1954; Diffuse slow spike-waves, GASTAUT u. Mitarb., 1966; Sharp-and-slow-wave-Muster.

Historisches zur Nomenklatur

Das charakteristische EEG-Merkmal der rhythmischen Abfolge von weitgehend monomorphen Komplexen aus Spitze und Welle mit der Frequenz 3/sec beschrieben als erste GIBBS, DAVIS u. LENNOX, 1935. Von diesen typischen 3/sec-Spike-waves trennten 4 Jahre später GIBBS, GIBBS u. LENNOX ebenfalls als erste eine langsame Variante ab, auftretend mit der Frequenz von etwa 2/sec, bestehend aus einer stumpfen Spitze mit langsamer Welle, die sie „Petit Mal Variant" nannten und der in der Folgezeit von LENNOX (1945), LENNOX u. DAVIS (1950) und GIBBS u. GIBBS (1952) mehr und mehr klinische Symptomatologie zugeordnet wurde.

Der Terminus „Petit Mal Variant" fand weite Verbreitung, aber vornehmlich als reiner EEG-Begriff — als solcher wird er einheitlich gebraucht. Da aber der Begriff „Petit Mal" eine klinische Bedeutung hat, unter der oft sehr Divergierendes verstanden wird, sollte er nicht für eine reine EEG-Terminologie verwendet werden, die sich auf die Beschreibung und Benennung von EEG-Veränderungen beschränken muß. GASTAUT u. Mitarb. (1966) haben daher den Begriff „Petit Mal Variant" durch den Terminus „diffuse langsame Spike-waves" ersetzt. Eine Gruppe deutscher Pädiater („Arbeitskreis für pädiatrisch-klinische Elektrencephalographie"), die sich um eine einheitliche EEG-Terminologie bemüht, hat sich auf den Terminus „Spike-wave-Variant" geeinigt.

Die vorherrschende Grundform dieses EEG-Musters ist der Sharp-slow-wave-Komplex, der sich aus einem hypersynchronen Potential in Gestalt einer „scharfen" (steilen) Welle und einer nachfolgenden trägen Welle zusammensetzt (Abb. 9).

Die „scharfe" Welle gehört frequenzmäßig dem Bereich der Alpha-Wellen an (Dauer 80—100 msec und mehr), die langsame Welle dem Delta-Wellen-Bereich (Dauer 0,3—0,5 sec und mehr). Die „scharfe" Welle nimmt meist biphasischen Charakter an, der absteigende Schenkel wird positiver als der aufsteigende Schenkel negativ ist, die langsame Welle schließt sich mit einem steilen Anstieg an und schwingt träge aus, in ihrem absteigenden Schenkel meist deformiert und gelegentlich von rascheren Frequenzen kleiner Amplitude superponiert.
Die Grenze zwischen Sharp-wave und Spike liegt nach internationaler Übereinkunft bei 80 msec Dauer; kombinieren sich Spikes mit Delta-Wellen (unterhalb der Frequenz von 3/sec), so liegen „langsame Spike-waves" im engeren Sinne vor (Abb. 11 und 24). Diese Grenze ist aber willkürlich; häufiger lassen sich fließende Übergänge feststellen, sogar innerhalb des gleichen Paroxysmus z. B. zwischen 2/sec-Sharp-slow-wave-Komplexen und 2/sec-Spike-wave-Komplexen (Abb. 10).

Aus dem Grundelement des Sharp-slow-wave-Komplexes entsteht das Spike-wave-Variant dadurch, daß die Komplexe bilateral-synchron generalisiert über allen Ableitungsstellen erscheinen.

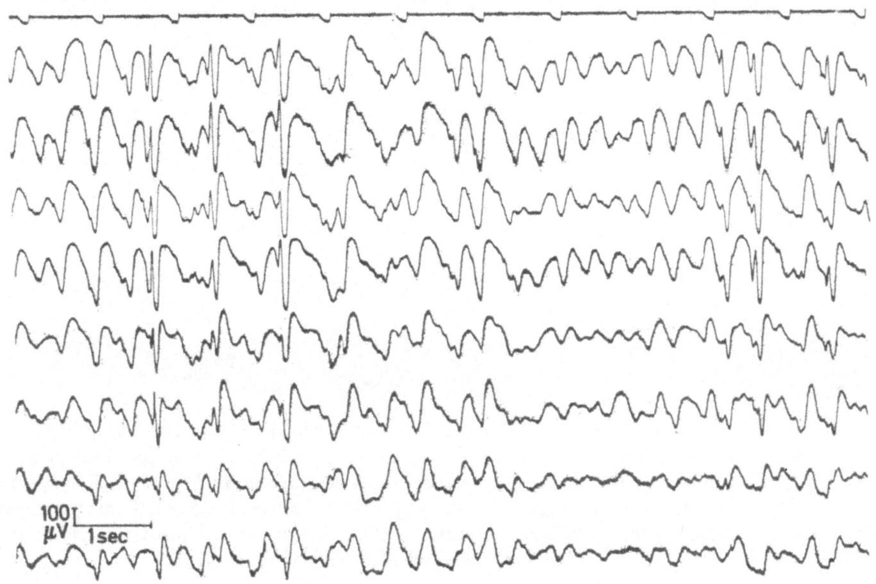

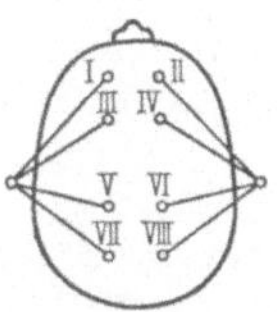

Abb. 9. *Spike-wave-Variant.* Bilateral synchrone Sharp-slow-wave-Komplexe wechselnder Ausprägung fronto-präzentral betont mit gelegentlicher Generalisation, subklinisch, eingebettet in eine rhythmisch verlangsamte Grundaktivität. Wach-EEG mit geöffneten Augen; unipolare Ableitung. 4jähr. Junge, myoklonisch-astatisches Petit Mal und Grand Mal (Fall Nr. 88)

Dieses Muster ist aber nur sehr selten ganz gleichmäßig aufgebaut. Es ist — im Gegensatz zum regelmäßigen 3/sec-Spike-wave-Muster — vielmehr ein Charakteristikum des Spike-wave-Variant, daß ein bilateral-synchron generalisiertes Auftreten — im Intervall-EEG — häufig nur kurz erfolgt (1—4 Einzelkomplexe hintereinander), daß der Generalisation ein bifrontales Auftreten der Komplexe vorangeht oder nachfolgt, oft in langen Zügen, daß überhaupt die Generalisation der Komplexe unvollständig ist und an Stelle der bilateralen Synchronisation vorübergehend eine halbseitig wechselnde Lateralisation über jeweils eine Hemisphäre auftritt.

Wenn solche Lateralisationen sich umschriebener ausbilden, z. B. mit temporaler Betonung, entstehen Übergangsbilder zu fokalen Veränderungen (s. „Herdveränderungen und Pseudofoci", S. 61). Die Tatsache, daß das Spike-wave-Variant häufig wechselnd lokale Betonungen zeigt, hat GASTAUT u. Mitarb. (1966) veranlaßt, generell von „*diffusen* langsamen Spike-waves" zu sprechen.

Für die Variabilität des Spike-wave-Variant ist weiterhin charakteristisch, daß innerhalb eines Paroxysmus die Amplituden der „scharfen" Wellen sehr schwanken und die Sharp-waves sogar vorübergehend verschwinden, daß auch die Frequenz der Komplexe meist zwischen 2—4/sec schwankt; gelegentlich kann sich die Frequenz

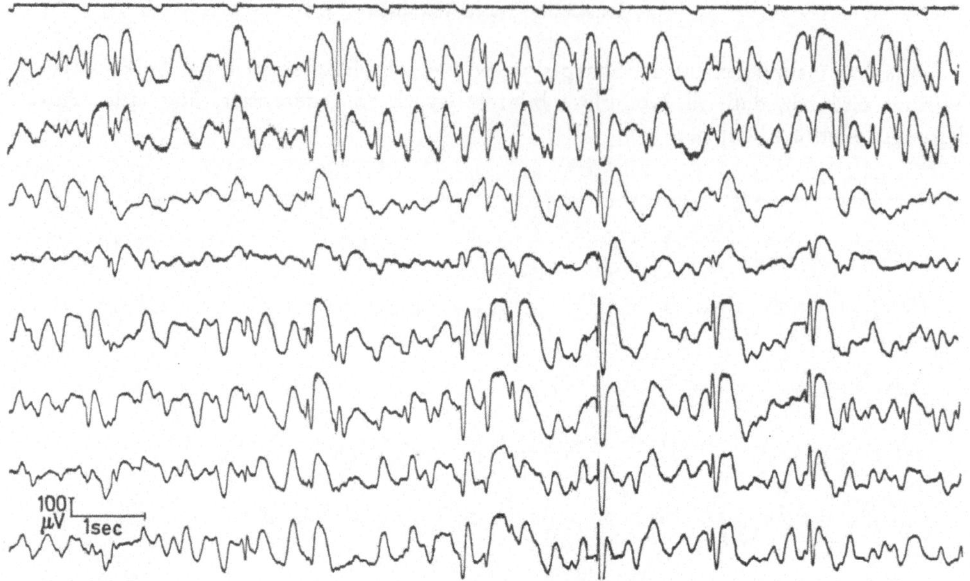

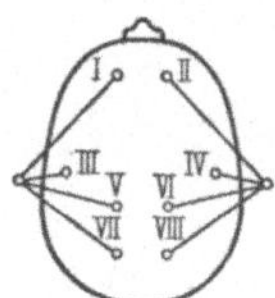

Abb. 10. *Spike-wave-Variant.* Bifrontale Sharp-slow-wave-Komplexe wechselnder Frequenz und Amplitude in langen Zügen; kurze bilateral synchron generalisierte Sharp-slow-waves, subklinisch. Abb. Mitte: Ein langsamer Spike-wave-Komplex mit hochamplituder Spitze. Wach-EEG mit geschlossenen Augen, unipolare Ableitung. 5jähr. Junge, myoklonisch-astatisches Petit Mal und Grand Mal (Fallbeispiel Nr. 80)

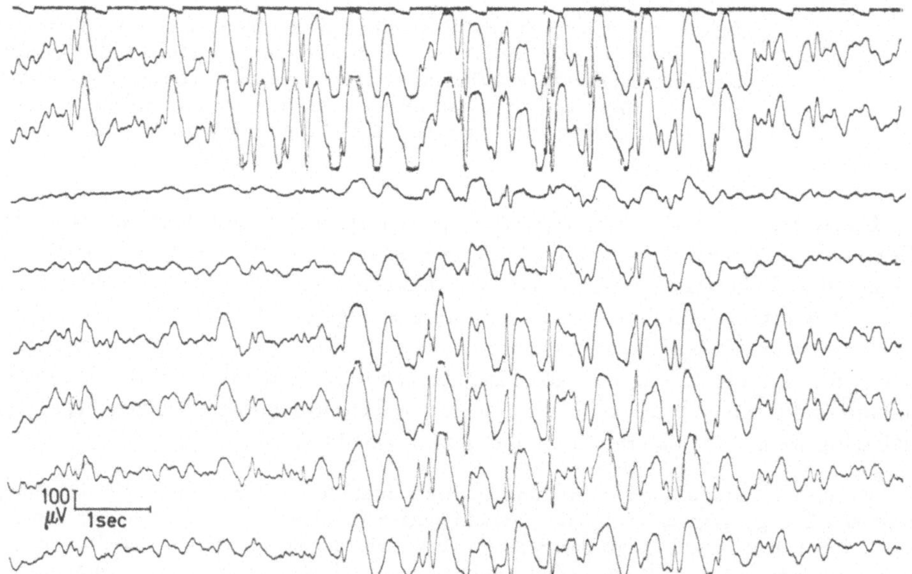

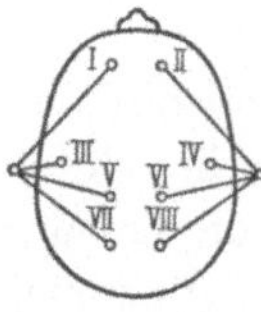

Abb. 11. *Spike-wave-Variant.* Bifrontale Sharp-slow-wave- und langsame Spike-wave-Komplexe wechselnder Ausprägung und Frequenz, Generalisierung zu einem 6 sec dauernden subklinischen Ausbruch. Wach-EEG mit geschlossenen Augen, unipolare Ableitung. 7¹/₂jähr. Junge, myoklonisch-astatisches Petit Mal, mehr uniform myoklonische Anfallsbilder mit seltenem Grand Mal (Fall Nr. 52)

der Komplexe sogar bis 1—1,5/sec verlangsamen (Abb. 36 b) oder über 4/sec hinaus beschleunigen, auch eingestreute Spike-wave-Komplexe sind meist frequenzlabil.

Immer aber beherrscht — im typischen Fall — der langsame Sharp-slow-wave-Komplex hoher Amplitude den Paroxysmus oder generalisierten Ausbruch. Eine oft sehr lockere Phasenbeziehung zwischen scharfer Welle und langsamer Welle („waves and spikes") und eine unregelmäßige Ausbildung der Komplexe occipital bis parietal (vom Grundrhythmus durchsetzt) hat das Spike-wave-Variant mit dem 3/sec-Spike-wave-Muster gemeinsam, auch die gelegentliche Einstreuung von gedoppelten Sharp-waves oder Spikes; Polyspikes oder Poly-sharp-waves beherrschen aber (im Wachen) niemals dieses Muster.

Diese typische Spike-wave-Variant-Gestalt, bei der also Sharp-slow-wave-Komplexe nur vorherrschend sind und die häufig in bilateral-synchrone rhythmische Delta- und Theta-Wellen-Ausbrüche eingebettet ist, kann folgende Variationen erfahren:

a) *Das rasche Spike-wave-Variant:* Die Eigenschaft des typischen langsamen Musters, Sharp-slow-wave-Komplexe auch rascher Frequenz auszubilden, kann allein

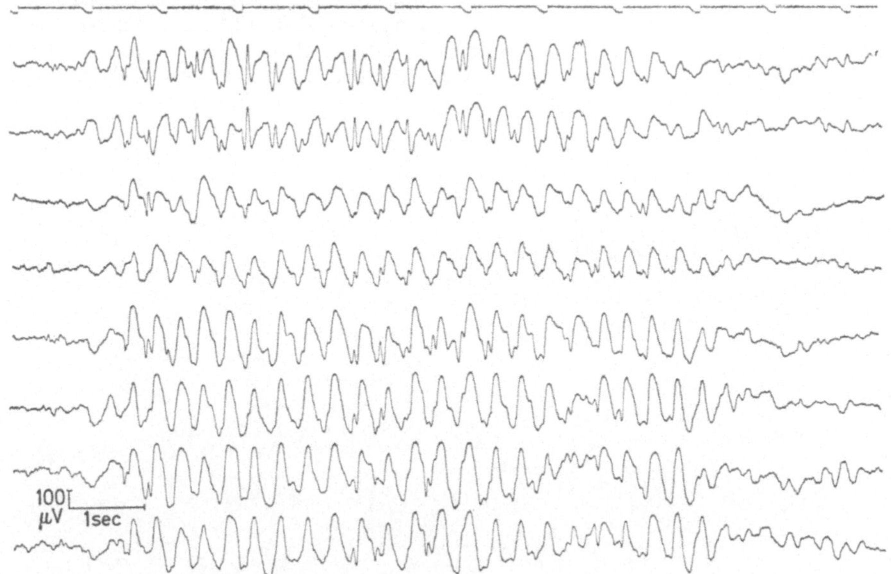

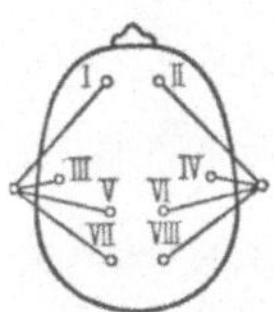

Abb. 12. *Rasches Spike-wave-Variant-Muster.* 8 sec dauernder subklinischer Paroxysmus aus generalisierten, bifrontal betont auftretenden Sharp-slow-wave-Komplexen, Frequenz nicht unter 3/sec. Wach-EEG mit geschlossenen Augen, unipolare Ableitung. 6jähr. Junge mit myoklonisch-astatischem Petit Mal und Grand Mal (Fall Nr. 56)

vorherrschend werden. Statt eines 2—2,5/sec-Musters liegt dann ein regelmäßiges 3—4/sec-Muster vor (Abb. 12, 13 u. 25). Diese Beschleunigung betrifft aber allein die langsame Welle, die eine Frequenz von 3,5—5 sec erhält; die scharfe Welle behält ihre relativ langsame Frequenz und ihren relativ stumpfen Charakter bei, beide nehmen in ihrer Amplitude ab. Es entsteht — trotz gleicher Dauer der Komplexe — kein 3/sec-Spike-wave-Komplex, was für die Unterscheidung wichtig ist.

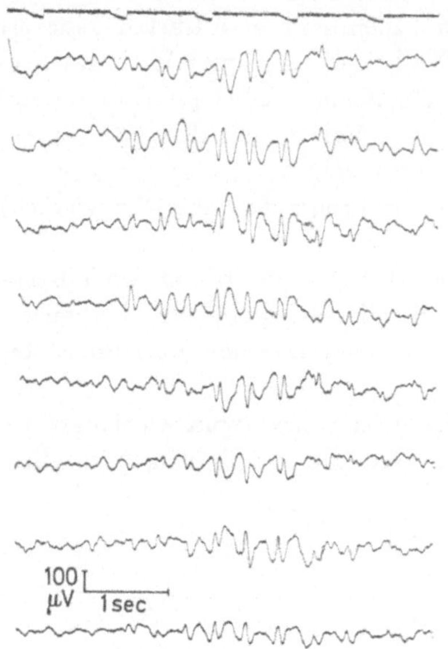

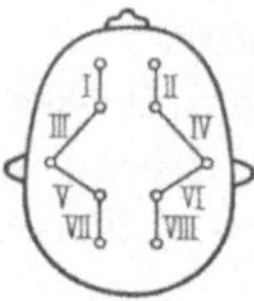

Ähnlich werden sich beide Formen nur bei sehr rudimentärer Ausbildung. Vermindern sich die Amplituden der scharfen Wellen bis zu einer „Kerbung" der langsamen Wellen, ist keine Unter-

Abb. 13. *Rasches Spike-wave-Variant-Muster.* Kurzer subklinischer Ausbruch aus generalisierten bilateral synchronen Sharp-slow-waves, Frequenz der Komplexe 3/sec, Frequenz der langsamen Welle des Komplexes 4/sec. EEG bei Müdigkeit mit gesenkten Lidern. 8jähr. Junge, myoklinisch-astatisches Petit Mal und Grand Mal (Fall Nr. 5). Vgl. Abb. 25

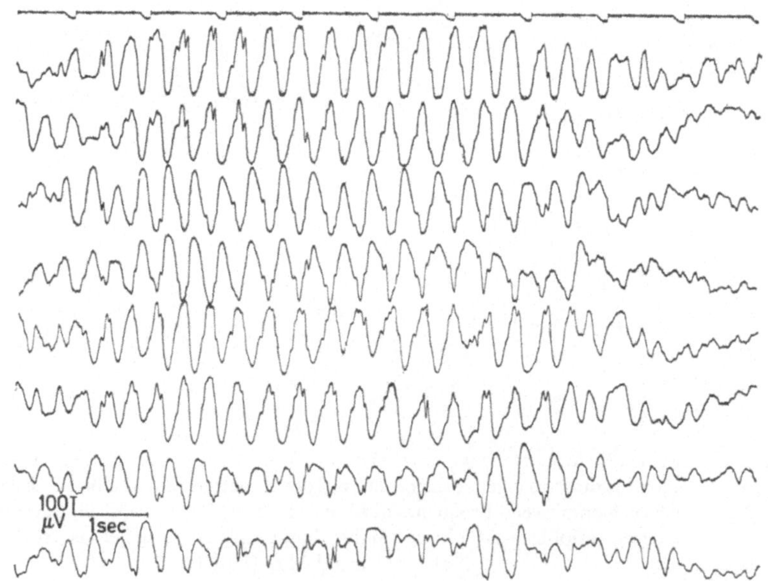

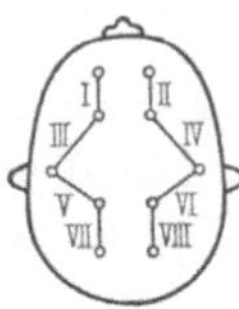

Abb. 14. *Atypisches, rasches Spike-wave-Variant.* 7 sec dauernder subklinischer Ausbruch meist rudimentärer „waves and spikes" bzw. Sharp-waves, oft nur in Form einer „Kerbung" der langsamen Wellen, Frequenz der langsamen Wellen 2,5—3/sec. Wach-EEG mit Augenschluß. 4jähr. Junge, myoklonisch-astatisches Petit Mal ohne Grand Mal (Fall Nr. 46)

scheidung mehr möglich von rudimentären 3/sec-Spike-waves-Komplexen, die sich — besonders in der Heilungsphase einer Pyknolepsie — ebenfalls bis zu einfachen „Kerbungen" von 3—4/sec-Wellen zurückbilden können. Deshalb können nur voll ausgebildete Komplexe beurteilt werden.

Eine Übergangsform zwischen dem raschen Sharp-slow-wave-Muster und dem regelmäßigen 3/sec-Spike-wave-Muster stellt ein Muster aus rhythmischen 3—4/sec-Delta-Wellen mit stets ganz unregelmäßig auftretenden, oft schlecht ausgebildeten Spitzen oder scharfen Wellen dar, das manchmal den „Kerbungen" ähnlich wird. Wir rechneten es dem raschen Sharp-slow-wave-Muster zu, da es in langen subklinischen Paroxysmen und in langen bifrontalen Zügen auftreten kann und Sharp-waves vorherrschen (Abb. 14).

Dieses rasche Sharp-slow-wave-Muster wird erst bei älteren Kleinkindern gesehen, es erscheint aber immer nur phasenweise. Im Anfall oder bei Verschlechterung des Verlaufs kann es sich in jedem Alter sofort in das typische Spike-wave-Variant verwandeln. Es handelt sich also um keine echte Altersmodifikation.

β) *Das unregelmäßige Spike-wave-Variant:* Das typische, an sich bereits nicht streng regelmäßig ausgebildete Sharp-slow-wave-Muster kann einen sehr unregelmäßigen Charakter bekommen durch vermehrtes Auftreten von Beta-Spitzen, durch Deformierung der langsamen Wellen, durch vermehrte Einstreuung von Polyspikes (seltener Befund!), durch stets nur partielle Synchronisation und starke Frequenzlabilität der hypersynchronen Potentiale und der langsamen Wellen. Übergangsbilder zu den irregulären und atypischen Spike-waves kommen vor. Stets ist aber die hohe langsame Welle im EEG-Bild vorherrschend (Abb. 15).

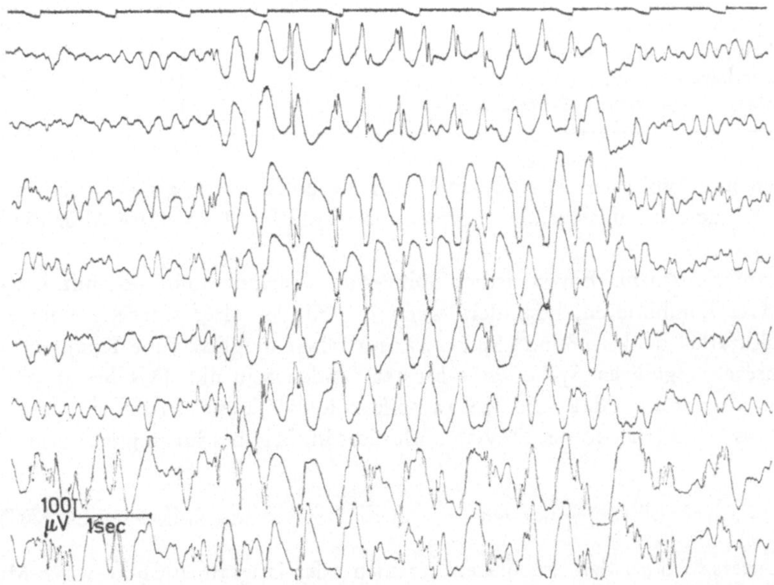

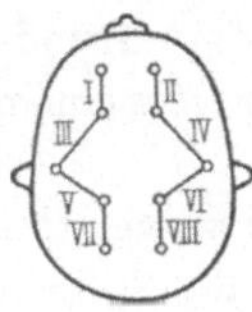

Abb. 15. *Unregelmäßiges Spike-wave-Variant.* Vorwiegend deformierte und unregelmäßige Sharp-slow-wave- und langsame Spike-wave-Komplexe bzw. langsame „waves and spikes" mit reichlicher Einstreuung von Doppel- und Multispikes, besonders occipital. Subklinischer Ausbruch über 6 sec. Wach-EEG bei Müdigkeit mit geschlossenen Augen. 1⁵/₁₂ J. alter Junge mit myoklonisch-astatischem Petit Mal und Grand Mal (Fall Nr. 72)

Das Spike-wave-Variant tritt häufig in langen Paroxysmen bis zu 20—30 sec Dauer auf. Bei sehr langem, fast kontinuierlichem Erscheinen ergibt sich ein Übergangsbild zur „modifizierten", d. h. paroxysmal veränderten oder stark synchronisierten Hypsarrhythmie (s. S. 51).

Die Spike-wave-Variant-Gestalt in ihren verschiedenen Ausprägungen trat in 44% unserer Fälle auf, die Verteilung symptomatischer zu idiopathischer Epilepsie entsprach dem gesamten Kollektiv (Tab. 2). Das Muster fand sich häufiger bei den

Tabelle 2. *Formen paroxysmaler, generalisiert auftretender hypersynchroner Potentiale, einschließlich Hypsarrhythmie (außerhalb Petit Mal-Status) im Summen-EEG von 82 Kindern mit myoklonisch-astatischen Anfällen; Wach-EEG mit geöffneten und geschlossenen Augen in Ruhe, unter Hyperventilation und während kleiner Anfälle*

Formen hypersynchroner Aktivität	Zahl der Fälle	(Anteil sympt. Epil.)	Prozent-satz
Spike-wave-Variant (SWV)	36	(24)	44%
Irreguläre und atypische Spike-waves	55	(33)	67%
3/sec-Spike-wave- und rasches Spike-wave-Muster	6	(5)	7%
Hypsarrhythmie (außerhalb Petit Mal-Status)	4	(4)	5%
Kombinationen:			
SWV und rasches SW-Muster	—	(—)	—
SWV und irregul. SW	15	(9)	18%
irregul. SW und rasches SW-Muster	6	(5)	7%
zusätzl. Polyspikes oder Poly-Sharp-Waves	15	(12)	18%
unklassifizierbare gen. hypersynchr. Potentiale	3	(1)	4%
keine generalis. hypersynchr. Potentiale	1	(1)	1%

im frühen und typischen Alter beginnenden Verlaufsformen als bei den im relativ späteren Kindesalter einsetzenden Formen, doch sind für das spätere Alter die Zahlen zu klein.

Kombinationsform: Ein typisches Spike-wave-Variant kann sich mit irregulären Spike-waves kombinieren, besonders wenn die Kinder älter werden; jederzeit sind aber „Rückfälle" in das „reine" Spike-wave-Variant möglich. Eine Kombination mit einem raschen regulären Spike-wave-Muster fanden wir nie. Das bestätigt die gut bekannte Erfahrung, daß die „Slow-spike-waves" keine Frühform der „(fast) spike-waves" sind (LENNOX u. DAVIS), auch nicht in ihrer beschleunigten Form.

2. Die irregulären Spike-waves und die atypischen Spike-waves (SW)

Im Unterschied zu den „regulären" raschen oder langsamen Spike-wave-Mustern, bei denen die bilaterale Synchronizität relativ regelmäßiger SW- oder Sharp-slow-wave-Komplexe das Bild beherrscht, ist hier das Bild unregelmäßig, das Grundelement des „Musters" ist stets variabel, so daß man eigentlich nicht mehr von einem Muster sprechen kann (Abb. 16 u. 17).

Der Einzelkomplex ist in der Regel ein Spike-wave-Komplex, Sharp-waves treten zurück oder fehlen. Die langsame Welle erscheint häufiger deformiert, die Spitzen oder steilen Wellen werden während eines Ausbruches rasch rudimentär. Die Frequenz der Komplexe ist so gut wie nie langsamer als 3/sec, in der Regel rascher. In einem Ausbruch lassen sich immer nur vereinzelte oder 2—3 aufeinanderfolgende

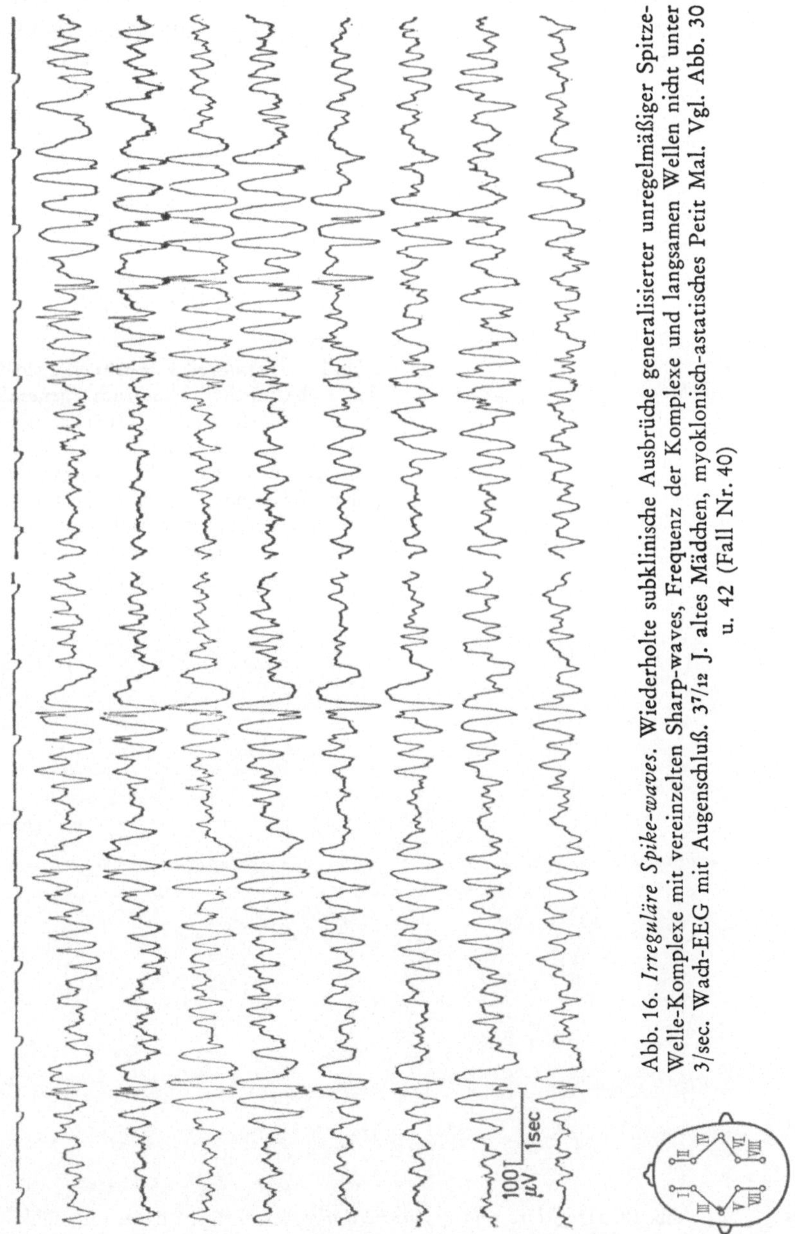

Abb. 16. *Irreguläre Spike-waves*. Wiederholte subklinische Ausbrüche generalisierter unregelmäßiger Spitze-Welle-Komplexe mit vereinzelten Sharp-waves, Frequenz der Komplexe und langsamen Wellen nicht unter 3/sec. Wach-EEG mit Augenschluß. $3^{7}/_{12}$ J. altes Mädchen, myoklonisch-astatisches Petit Mal. Vgl. Abb. 30 u. 42 (Fall Nr. 40)

bilateral-synchron gut ausgebildete SW-Komplexe erkennen, der Rest ist unvollständig und deformiert ausgebildet und nur partiell synchronisiert. Einstreuung von Doppelspikes kommt häufig vor, aber Polyspikes beherrschen niemals das Bild.

Bei den atypischen SW, einer Abart, die sich oft mit den irregulären SW kombiniert bzw. nur eine Einschlafmodifikation der irregulären SW darstellt, verbindet sich eine besonders hohe und rasche Beta-Spitze oder Doppelspitze mit einer raschen, meist sehr stark deformierten Nachschwankung zu einem besonders „atypischen" Komplex (Abb. 18 u. 19).

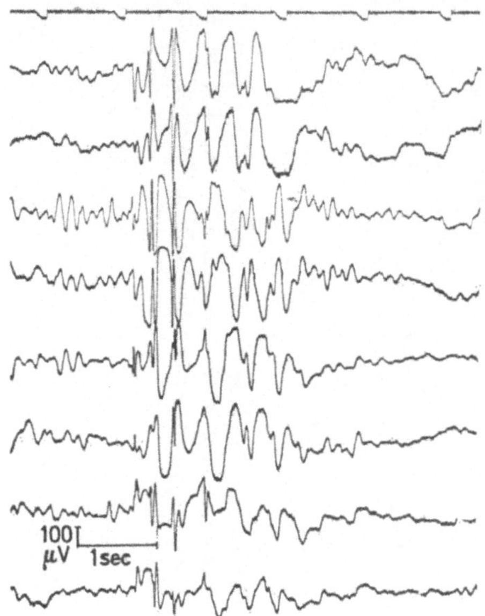

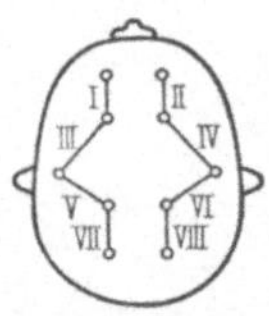

Abb. 17. *Irreguläre Spike-waves.* 2 sec dauernder subklinischer Ausbruch generalisierter Spitze-Welle-Komplexe, Frequenz nicht unter 3/sec, nur 2 Komplexe sind regelmäßig ausgebildet. Wach-EEG ohne Augenschluß, bipolare Ableitung. 5jähr. Junge mit myoklonisch-astatischem Petit Mal ohne Grand Mal (Fall Nr. 60)

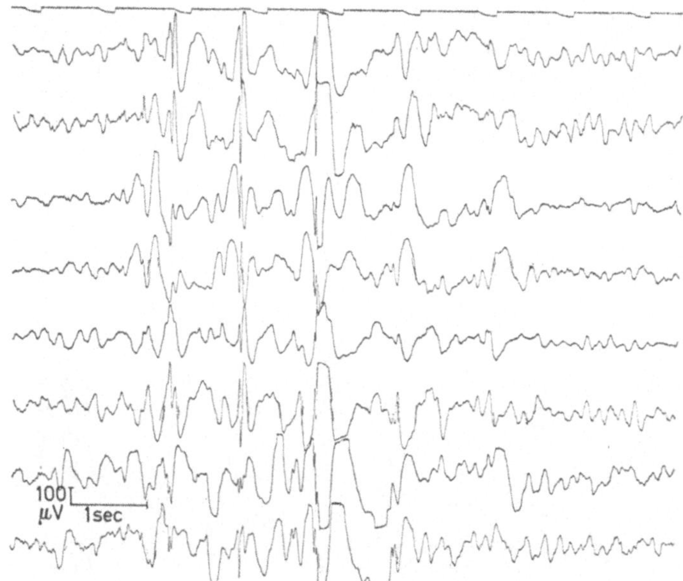

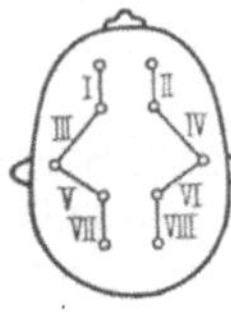

Abb. 18. *Irreguläre und atypische Spike-waves.* 3 sec dauernder subklinischer Ausbruch langsamerer Wellen mit 2 unregelmäßigen Spike-wave-Komplexen, der 3. Komplex ist atypisch, bioccipital Einstreuung von Doppelspikes. Wach-EEG ohne Augenschluß bei Müdigkeit. 2⁹/₁₂ J. alter Junge, myoklonisch-astatisches Petit Mal und Grand Mal (Fallbeispiel Nr. 15)

Die irregulären und atypischen SW fanden wir in ²/₃ unserer Fälle, als stets
allein auftretende EEG-Krampfpotentialform jedoch in gleicher Häufigkeit wie
das Spike-wave-Variant. Die Verteilung auf symptomatische und idiopathische Epilepsien entsprach der des gesamten Kollektivs.

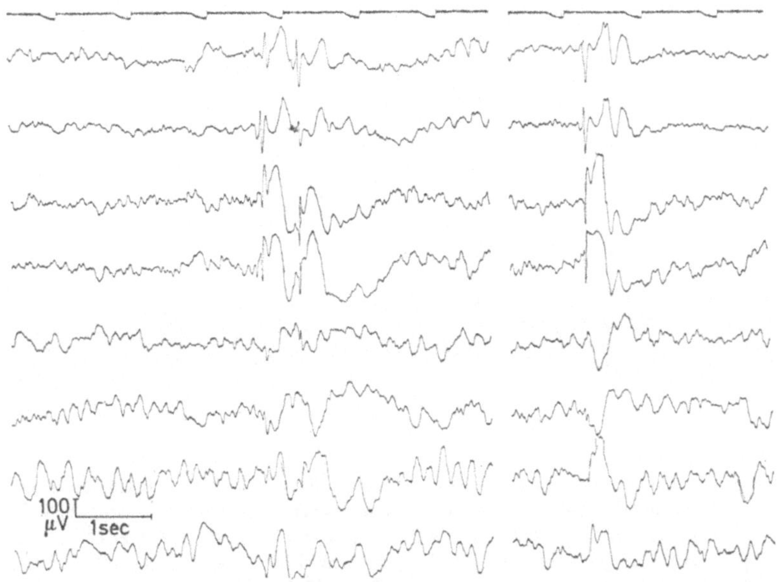
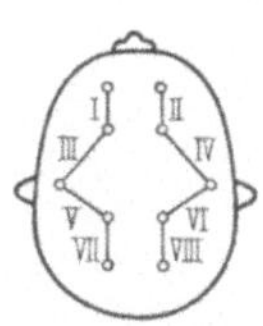

Abb. 19. *Atypische Spike-waves.* 2 subklinische Ausbrüche aus 2 bzw. einem
unregelmäßigen, atypischen Spitze-Welle-Komplex(en). Rhythmisch verlangsamte Grundaktivität bioccipital. Wach-EEG mit Augenschluß. 2jähr. Junge,
myoklonisch-astatisches Petit Mal und Grand Mal (Fall Nr. 105)

Kombinationsformen: Die irregulären SW können sich mit einem raschen SW-
Muster kombinieren — das war bei den wenigen Fällen mit regulärem raschem SW-
Muster stets der Fall. Zweimal sahen wir die Entstehung von regulären 3/sec SW aus
irregulären SW als Altersmodifikation (s. S. 58).

3. Das regelmäßige 3/sec-Spike-wave-Muster und das regelmäßige rasche Spike-wave-Muster

Ein regelmäßiges und rasches Muster der Frequenzen 3 bis fast 6/sec streng bilateral-synchron generalisiert fanden wir nur in 6 Fällen (7⁰/₀) alles relativ ältere
Kinder (Durchschnittsalter beim ersten Nachweis 7 Jahre), stets in Kombination
mit irregulären SW. Die Frequenz dieser regelmäßigen SW lag bei 3 Fällen stets
über 3,5/sec, meist um 4—4,5/sec (Abb. 20). Die anderen 3 Fälle zeigten typische
3/sec-SW (zusammen mit klinischen Absencen (Abb. 29 u. 38), die sich in 2 Fällen
neben oder aus irregulären SW entwickelten (s. Altersmodifikation), nicht aus langsamen Sharp-slow-waves. Es handelte sich bis auf 1 Fall um symptomatische Epilepsien.

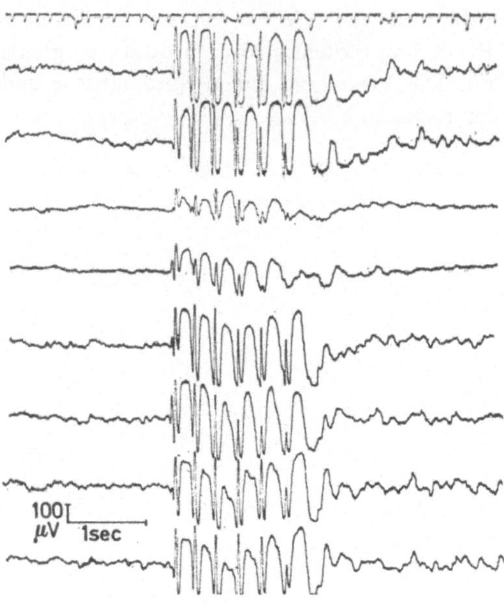

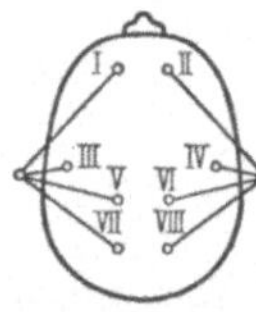

Abb. 20. *Rasches Spike-wave-Muster*. Reichlich 2 sec dauernder subklinischer Ausbruch bilateral synchron generalisierter regelmäßiger Spitze-Welle-Komplexe der Frequenz 4,5 bis 3,5/sec. Wach-EEG ohne Augenschluß, unipolare Ableitung. 9jähr. Junge, abortives myoklonisch-astatisches Petit Mal, Übergangsform zu „indifferentem Petit Mal", ohne Grand Mal (Fallbeispiel Nr. 38)

4. Die Polyspikes und Poly-sharp-waves

Das gelegentliche Auftreten von gedoppelten statt einfachen Spitzenpotentialen oder Sharp-waves ist im Rahmen des Spike-wave-Variant so häufig, daß auf eine gesonderte statistische Erfassung verzichtet wurde. In Tabelle 2 erscheinen nur multiple Spitzenpotentiale aus 3 und mehr Spitzen oder Sharp-waves (= Polyspikes), die spontan oder durch Hyperventilation im Wach-EEG registriert wurden. In der Hälfte dieser 15 Fälle war das Erscheinen dieser gruppierten Krampfpotentiale ein seltenes und vereinzeltes Vorkommen, sowohl im Rahmen eines Spike-wave-Variant (Abb. 21 c) oder zusammen mit atypischen bzw. sehr irregulären Spike-waves (Abb. 21 a u. b).

Allein in 7 Fällen prägten gruppierte Spitzenpotentiale das Spike-wave-Variant oder die irregulären bzw. atypischen Spike-wave-Bilder mit, ohne daß jemals ein reguläres geordnetes Polyspike-wave-Muster in ständiger Abfolge von Polyspikes und langsamen rhythmischen Wellen hätte beobachtet werden können, wie es für das Impulsiv-Petit Mal charakteristisch ist (JANZ u. CHRISTIAN). Im Gegensatz zum spärlichen Auftreten im Wach-EEG konnten allerdings Polyspikes im Rahmen der Schlafmodifikation (s. S. 63) oder der Photostimulationsprovokation (s. u.) öfters vorherrschend werden.

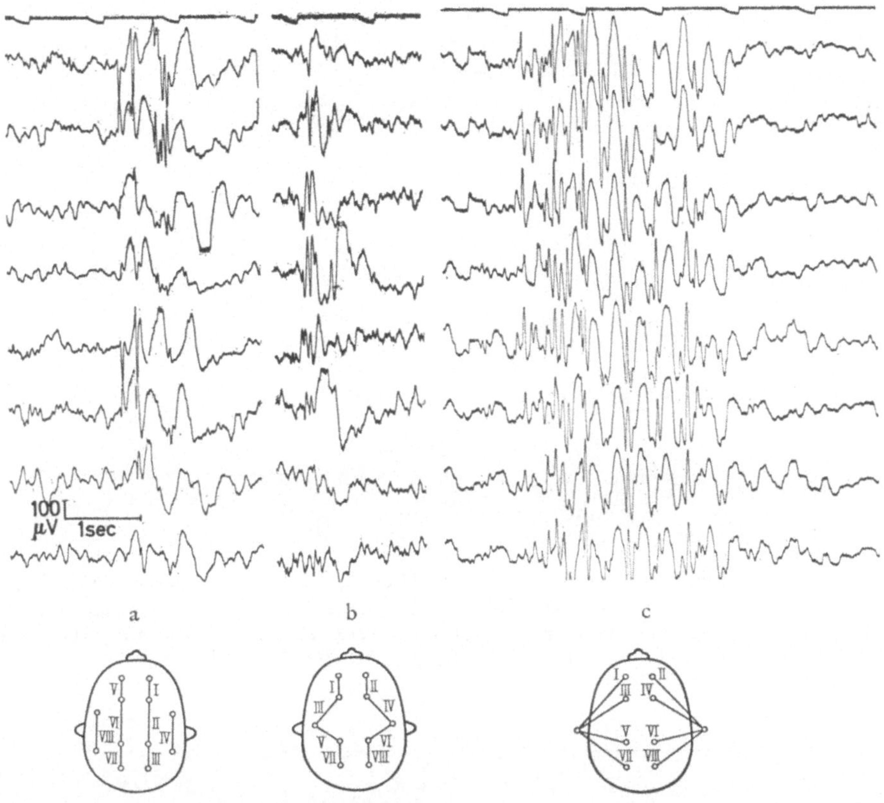

Abb. 21 a—c. *Polyspikes* bzw. *Polysharp-waves* subklinisch im Wachen. a Kurzer Ausbruch irregulärer Spike-waves mit linksseitigen Polyspikes. 7jähr. Junge mit myoklonisch-astatischem Petit Mal ohne Grand Mal (Fallbeispiel Nr. 37). b Bilateral synchrone Polyspikes über den frontalen bis parietalen Ableitungsstellen. 7½jähr. Junge mit myoklonisch-astatischem Petit Mal und Grand Mal (Fall Nr. 68). c Gruppierte Poly-sharp-waves initial vor irregulären Spike-waves. 5jähr. Mädchen mit myoklonisch-astatischem Petit Mal ohne Grand Mal (Fallbeispiel Nr. 48). Vgl. Abb. 27 u. 34

5. Die Photostimulation

Mit Einzel- und Doppelblitzen ansteigender Reizfrequenz wurde in 59 Fällen diese Provokationsmethode vorgenommen und erbrachte in fast ¼ der Fälle positive Befunde, d. h. entweder die Provokation oder die Aktivierung von hypersynchronen Potentialen (Tab. 3).

Selten gelang die Provokation hypersynchroner Potentiale (4 Fälle), die im gleichen EEG in Ruhe nicht nachgewiesen worden waren. Etwas häufiger wurden zuvor vorhandene Ausbrüche von hypersynchronen Potentialen durch die Photostimulation „aktiviert", d. h. verdeutlicht, verlängert oder vermehrt (Abb. 23). Die Hälfte der Kinder mit positivem Befund bekam zugleich klinisch Symptome, nämlich Myokloni von z. T. recht heftiger Intensität, z. T. auch mit flüchtiger Bewußtseinsstörung (Abb. 22), so daß diese Provokationsmethode nur mit großer Vorsicht angewendet wurde, um nicht die Kinder der Gefahr eines Grand Mal-Anfalles auszusetzen.

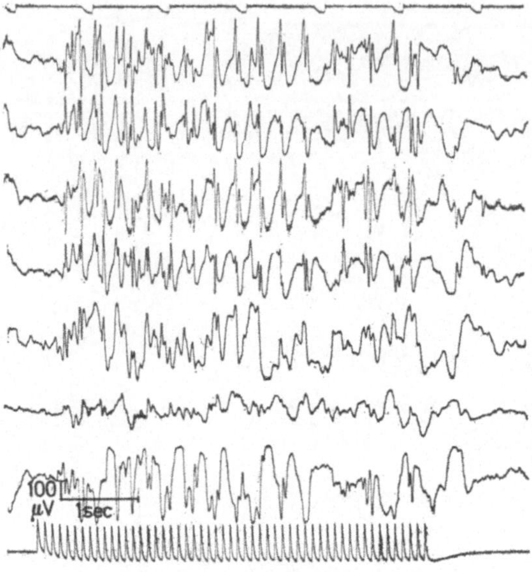

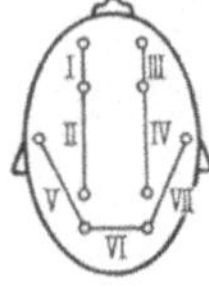

Abb. 22. *Polyspikes mit irregulären Spike-waves,* ausgelöst durch Photostimulation, klinisch Myokloni der Arme. Flickerlichtfrequenz 10/sec. 6jähr. Junge mit myoklonisch-astatischem Petit Mal ohne Grand Mal, Photosensibilität (Fallbeispiel Nr. 37). Vgl. Abb. 21 a

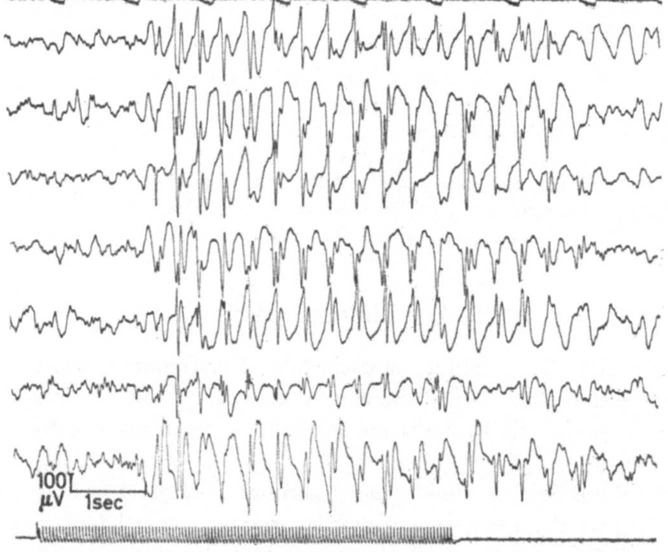

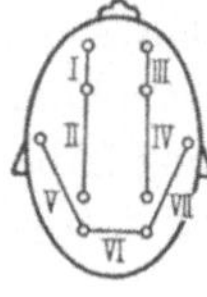

Abb. 23. Aktivierung relativ regelmäßiger 3—4/sec *Spike-waves mit Doppelspikes* durch die Photostimulation, subklinisch. Flickerlichtfrequenz 24/sec. 3jähr. Mädchen mit myoklonisch-astatischem Petit Mal und Grand Mal (Fall Nr. 90)

Die Form der hypersynchronen Potentiale unter der Photosimulation war die von irregulären Spike-waves mit mehr oder weniger zahlreichen Polyspikes, besonders wenn Myokloni auftraten.

Tabelle 3. *Ergebnisse der im Wachen durchgeführten Provokationsmethoden bei Kindern mit myoklonisch-astatischen Anfällen*

Provokationsmethode	Zahl der Fälle	Aktivierung von hypersynchronen Potentialen	Provokation	Anfalls-auslösung
Photostimulation	59	11	4	8
Hyperventilation	49	21	7	12

Eine besondere Korrelation zwischen EEG-Befund in Ruhe, Anfalls- und Verlaufsform und positivem Photostimulationsbefund war nicht festzustellen, doch waren die Zahlen für eine statistische Aussage zu klein.

6. Die Hyperventilation

Zur intensiven Hyperventilation über 3 min konnten 49 Kinder angehalten werden; 21mal gelang die Provokation oder Aktivierung von hypersynchronen Potentialen, 12mal zugleich eine Anfallsauslösung. Die erhobenen Befunde sind in die Summen-EEG der Tabelle 2 eingegangen. In bezug auf das Ausgangs-EEG-Muster konnte keine Besonderheit festgestellt werden. Die Aktivierung gelang bei allen Formen hypersynchroner Aktivität, ebenso wie die Provokation, diese aber viel seltener.

Schon die Erstbeschreiber der „slow spike waves" (GIBBS, GIBBS u. LENNOX) betonten die schlechte Ansprechbarkeit dieser EEG-Gestalt auf Veränderungen des CO_2-, O_2- und Glucose-Gehaltes des Blutes im Gegensatz zu den „fast spike waves".

GASTAUT u. Mitarb. (1966) fanden die Hyperventilation kaum wirksam (wohl im Sinne der Provokation), manchmal aber eine Vermehrung der Ausbrüche von slow spike-waves, also eine Aktivierung.

7. Das Anfalls-EEG

In den Anfalls-EEG finden sich die gleichen Muster wieder wie im Intervall, und zwar ganz unabhängig vom Anfallstyp. Läßt man die individuelle Altersmodifikation der EEG-Veränderungen hier außer Betracht (s. S. 55), die — wie wir sehen werden — in der Regel während der beurteilbaren Verlaufsjahre zu keiner grundsätzlichen Änderung des EEG-Bildes führt, dann kann gesagt werden, daß zu einem gegebenen Zeitpunkt das individuelle EEG-Verhalten immer dasselbe bleibt, gleichgültig, ob bei einem Kinde nun blande Absencen oder Absencen mit motorischen Begleitsymptomen, ob myoklonische Nickanfälle oder mehr astatische Nickanfälle, rhythmische oder arhythmische Myokloni auftreten. Die verschiedenen Anfallstypen erweisen sich damit als verschiedenartige Manifestation der gleichen Grundstörung, die im EEG qualitativ auf immer gleiche Weise zum Ausdruck kommt, und so wie die EEG-Muster sich nur quantitativ (Häufigkeit der hypersynchronen Potentiale, zeitliche Länge ihrer Ausbrüche) ändern, so lassen sich auch die verschiedenen Anfallsbilder eines Kindes als nur quantitative Unterschiede deuten, variierend in der Intensität und Dauer des Anfallsablaufes.

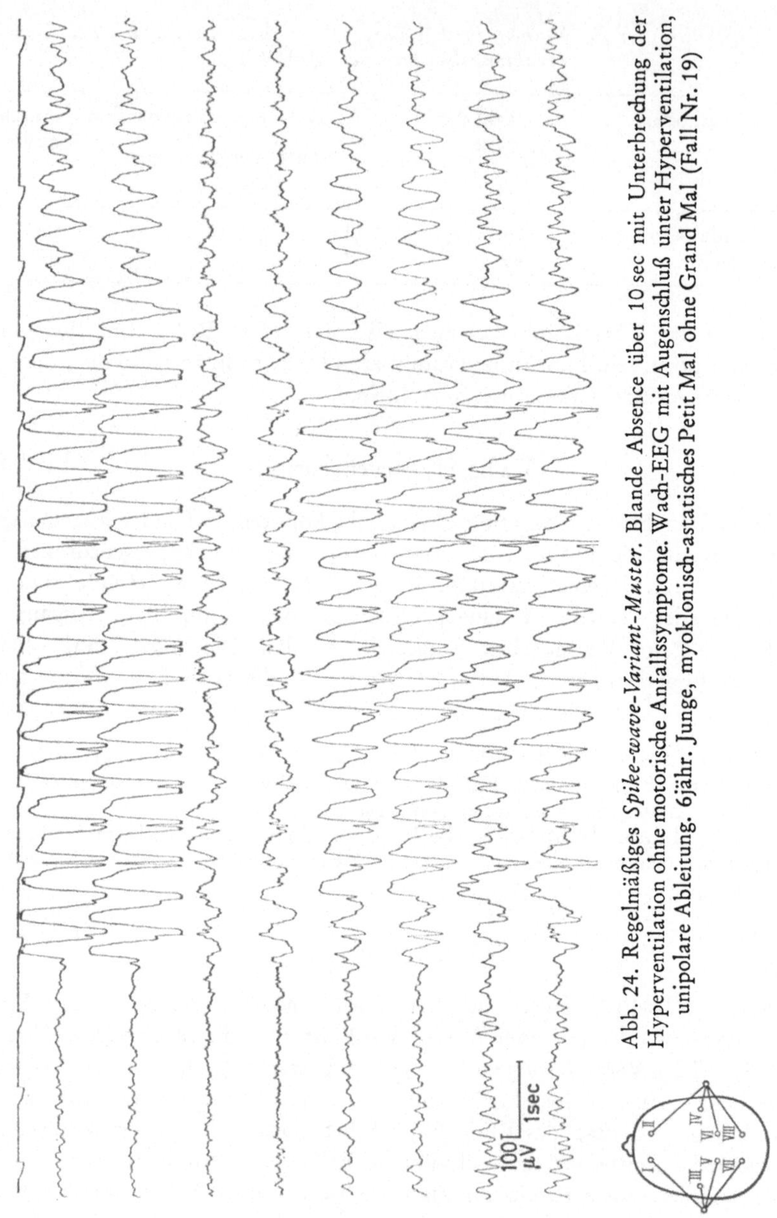

Abb. 24. Regelmäßiges *Spike-wave-Variant-Muster*. Blande Absence über 10 sec mit Unterbrechung der Hyperventilation ohne motorische Anfallssymptome. Wach-EEG mit Augenschluß unter Hyperventilation, unipolare Ableitung. 6jähr. Junge, myoklonisch-astatisches Petit Mal ohne Grand Mal (Fall Nr. 19)

Damit wird die hinlänglich bekannte Erfahrung bestätigt, daß von einer Anfallsform her nicht auf ein bestimmtes EEG-Korrelat geschlossen werden kann. Gleichen Anfallsbildern können bei verschiedenen Kindern ganz verschiedene EEG-Muster zugrunde liegen. Dies soll am Beispiel der Absence und des Nickanfalles mit den folgenden Abb. 24—29 u. 32—35 aufgezeigt werden.

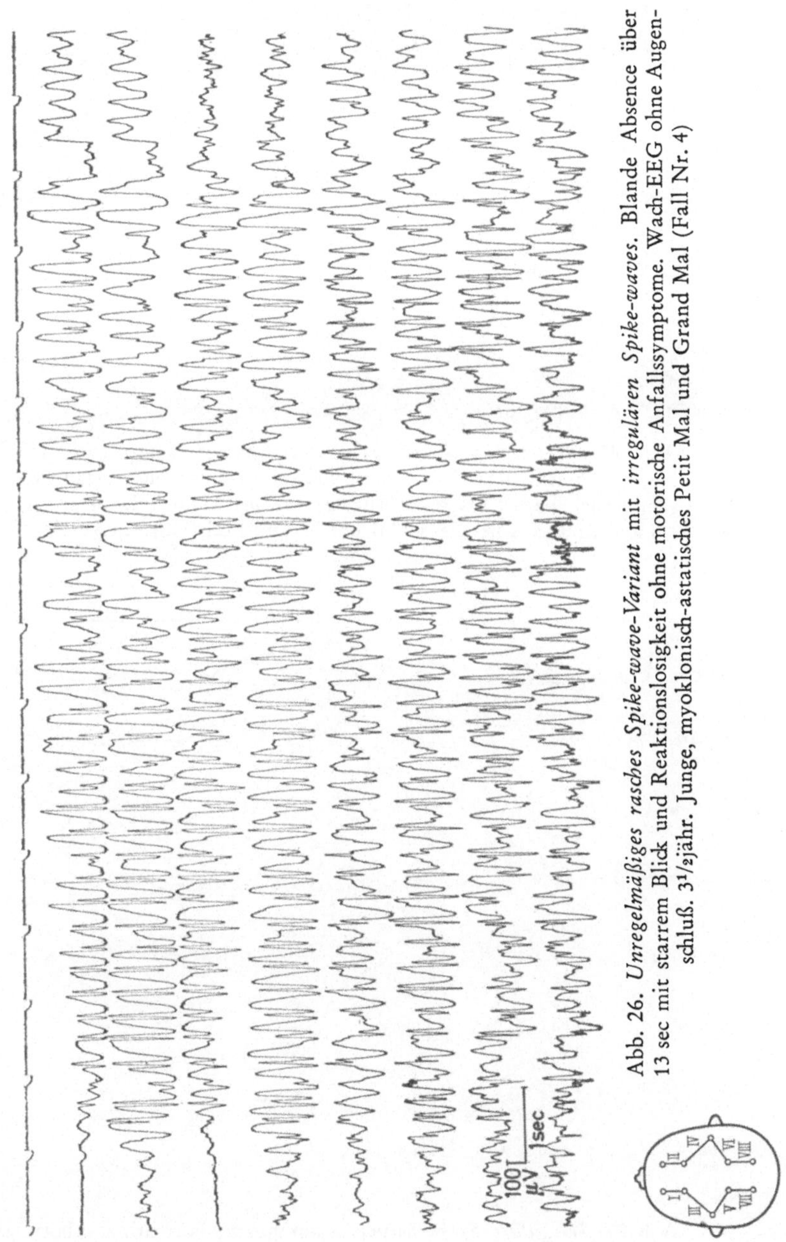

Abb. 26. *Unregelmäßiges rasches Spike-wave-Variant mit irregulären Spike-waves.* Blande Absence über 13 sec mit starrem Blick und Reaktionslosigkeit ohne motorische Anfallssymptome. Wach-EEG ohne Augenschluß. 3½jähr. Junge, myoklonisch-astatisches Petit Mal und Grand Mal (Fall Nr. 4)

GASTAUT u. Mitarb. (1966) haben sogar „atypische Absencen" beobachten können, die im EEG mit einer raschen Beta-Aktivität einhergingen wie bei unseren tonischen Anfällen im Schlaf (vgl. Abb. 4 bei GASTAUT mit Abb. 45, S. 66).

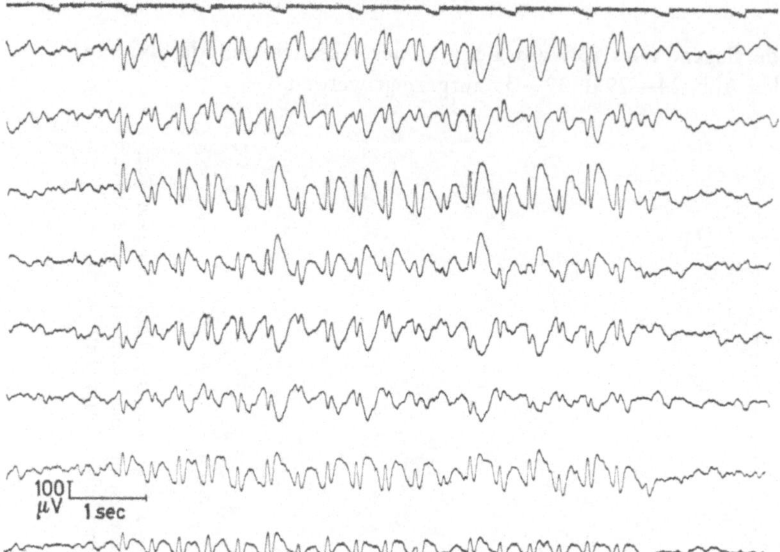

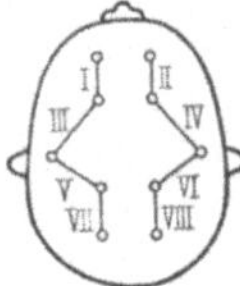

Abb. 25. *Rasches Spike-wave-Variant* (rasches Sharp-slow-wave-Muster). Blande Absence über 7 sec mit Bewußtseinstrübung ohne motorische Anfallssymptome. Wach-EEG ohne Augenschluß bei Müdigkeit. 8jähr. Junge, myoklonisch-astatisches Petit Mal und Grand Mal (Fall Nr. 5). Vgl. Abb. 14

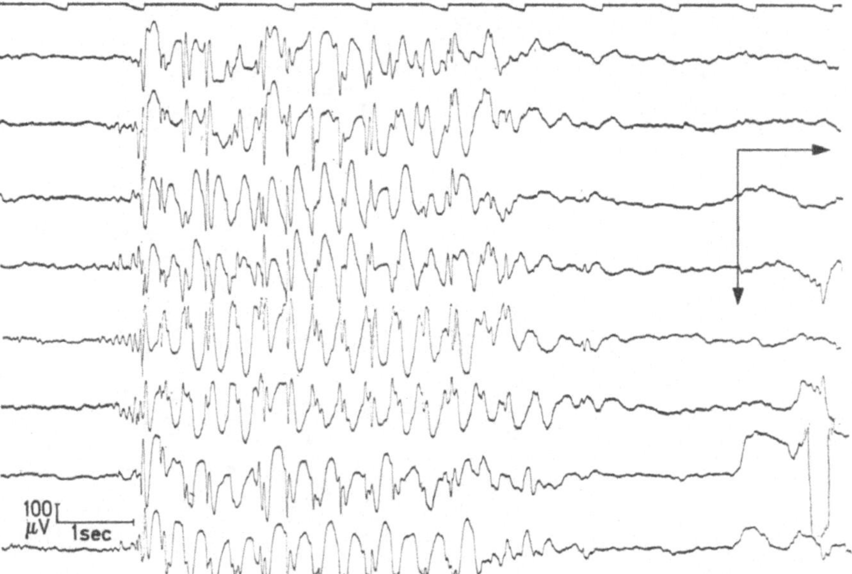

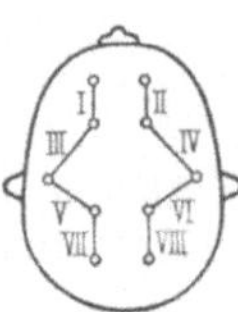

Abb. 27. *Irreguläre Spike-waves* in kompakter Formation. Abortiver astatischer Anfall, abgeleitet im Liegen, der hierbei als blande Absence imponiert mit Reaktionslosigkeit und unregelmäßiger, verstärkter Atmung; bei Anfallsende (Pfeil) kurzes Aufweinen. 5jähr. Mädchen, mehr abortives myoklonisch-astatisches Petit Mal ohne Grand Mal (Fallbeispiel Nr. 48). Vgl. Abb. 34

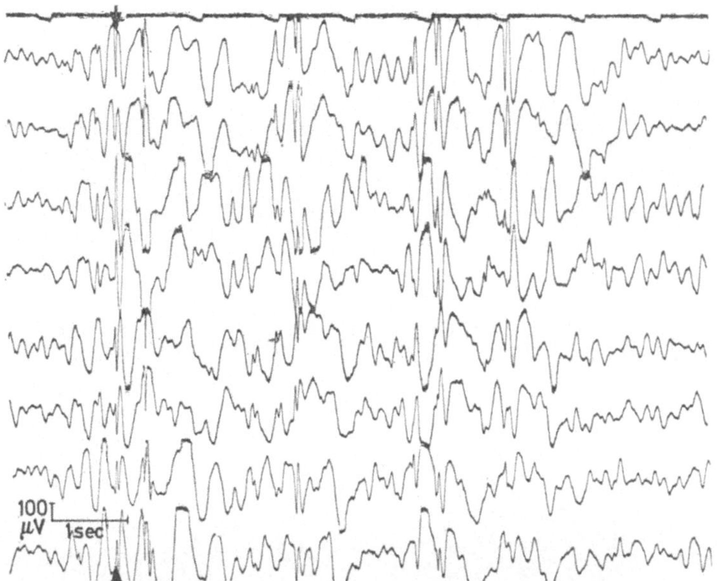

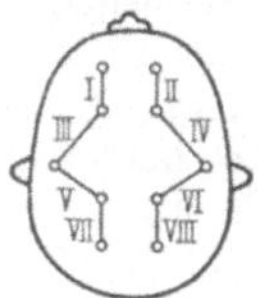

Abb. 28. *Irreguläre Spike-waves* in aufgelockerter Formation. Absence mit initialer Myoklonie, sonst von blandem Charakter, über 6 sec. Zu Beginn einmaliges generalisiertes Zusammenzucken (Pfeil). Wach-EEG ohne Augenschluß. 3⁸/₁₂ J. altes Mädchen mit myoklonisch-astatischem Petit Mal und Grand Mal (Fall Nr. 40)

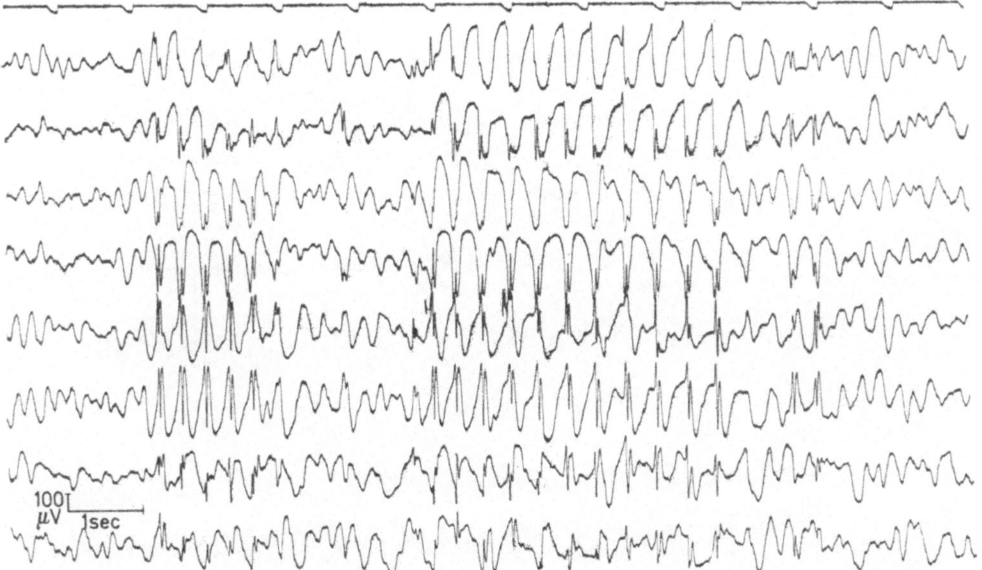

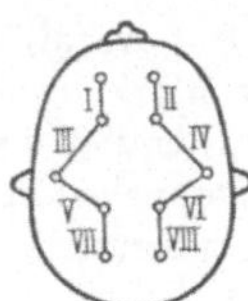

Abb. 29. *3/sec-Spike-waves*. Erst 2, dann 5 sec dauernder Ausbruch regelmäßiger 3/sec-SW während leichter Hyperventilation (beim Weinen); beim 2. Ausbruch klinisch blande Absence mit Unterbrechung der Hyperventilation und Erstarren der Bewegung. Wach-EEG mit zugebundenen Augen. 4¹/₂jähr. Mädchen, myoklonisch-astatisches Petit Mal und Grand Mal (Fallbeispiel Nr. 76)

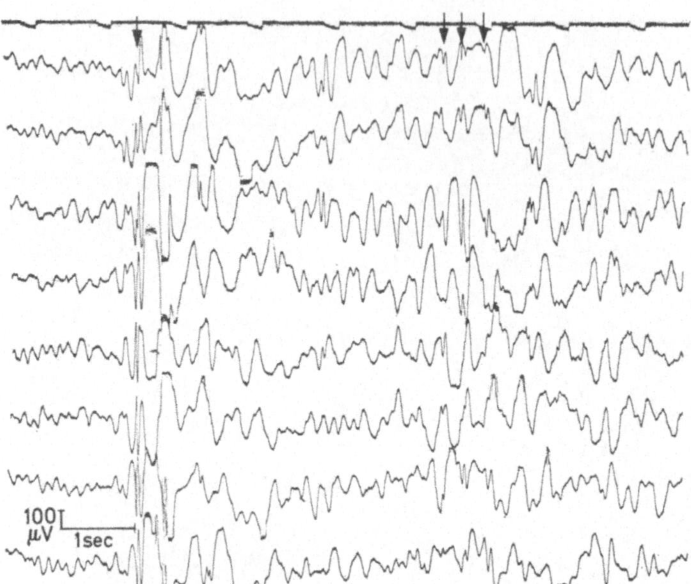

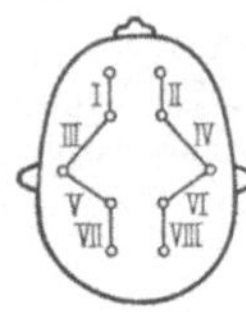

Abb. 30. *Irreguläre Spike-waves.* Absence mit initialer und intermediärer Myoklonie über 7—8 sec, eingeleitet durch einmaliges generalisiertes Zusammenzucken (1. Pfeil), in der 5. Anfallssekunde 3 milde symmetrische Arm-Myokloni (3 Pfeile). Wach-EEG ohne Augenschluß. $5^8/_{12}$ J. altes Mädchen, myoklonisch-astatisches Petit Mal mit Grand Mal (Fall Nr. 40)

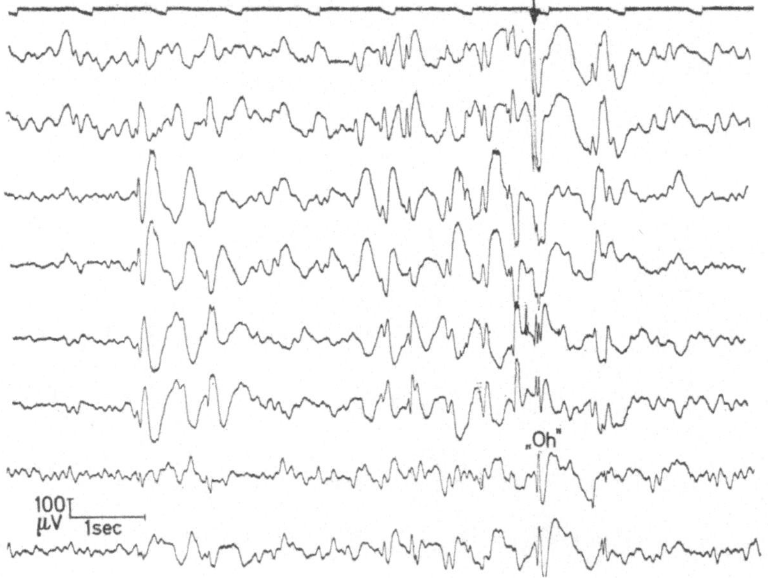

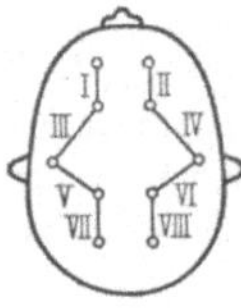

Abb. 31. *Spike-wave-Variant und irreguläre Spike-waves.* „Ruf-Anfall": Die hypersynchronen Ausbrüche beginnen subklinisch; bei der Markierung (Pfeil) stößt der Junge aber plötzlich einen kurzen „Oh"-Laut aus und öffnet erschreckt die Augen, temporo-parietal erscheint zugleich eine Doppelspitze. Wach-EEG mit Augenschluß in Ruhe. $7^1/_2$jähr. Junge, myoklonisch-astatisches Petit Mal und Grand Mal (Fall Nr. 52). Vgl. Abb. 11

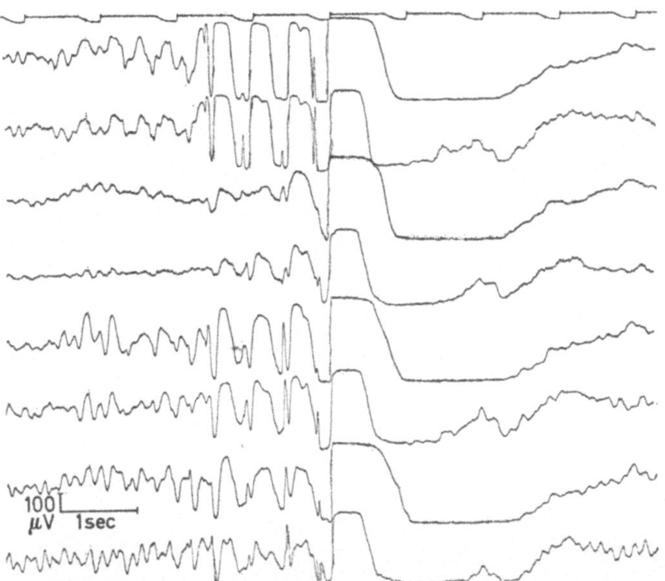

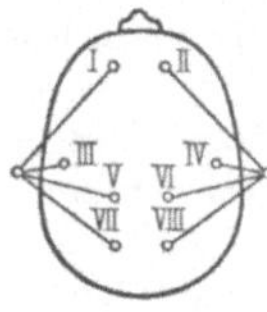

Abb. 32. Mehr myoklonischer Nick-Anfall: Bei Ableitung mit abgestütztem Kopf plötzliches Rucken des Kopfes nach unten mit eben erkennbarem Anheben der Arme. *Spike-wave-Variant*, erst beim 4. Sharp-slow-wave-Komplex klinische Nick-Bewegung, markiert durch die anschließende Artefakt-Bildung im EEG. Wach-EEG mit Augenschluß, unipolare Ableitung. 4¹/₂jähr. Junge, mehr myoklonisch geprägtes Petit Mal ohne Grand Mal (Fall Nr. 26)

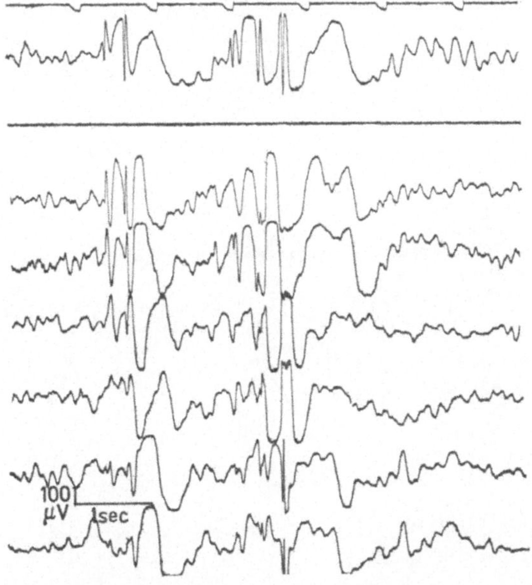

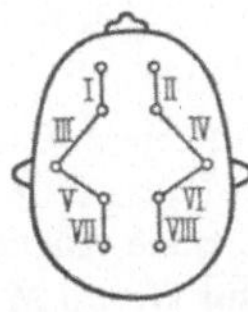

Abb. 33. Mehr myoklonischer Nick-Anfall. Bei Ableitung mit leicht abgestütztem Kopf zweimalige, eben erkennbare Nick-Bewegung im Abstand von 2 sec, korreliert mit jeweils einem Ausbruch *irregulärer Spike-waves*. Wach-EEG mit geschlossenen Augen, Defekt des 2. Kanals. 2¹/₂jähr. Junge, myoklonisch-astatisches Petit Mal und Grand Mal (Fallbeispiel Nr. 61)

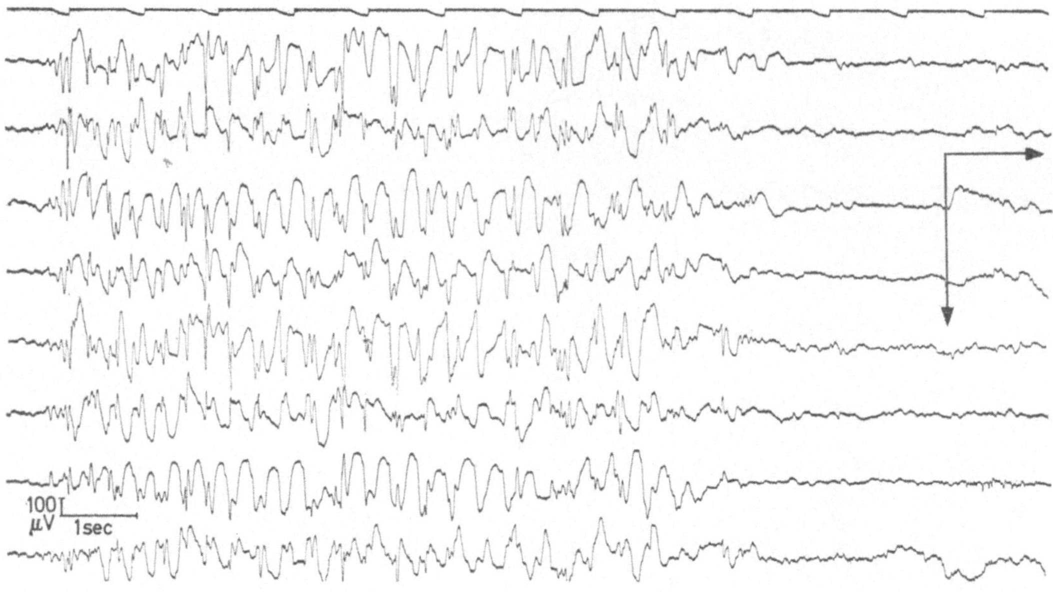
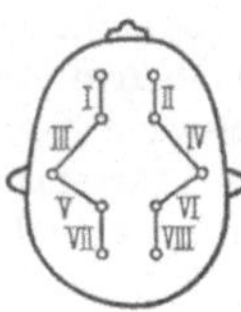

Abb. 34. Astatischer Nick-Anfall bzw. Absence mit partiellem Tonusverlust. Ableitung im Sitzen mit geöffneten Augen: Absinken der Lider und des Unterkiefers, Kopf und Rumpf sacken leicht nach vorn, Atmung unregelmäßig, bei Anfallsende (Pfeil) Aufweinen (begleitet von Wackelartefakten). Vgl. Abb. 27. *Irreguläre Spike-waves,* eingeleitet durch eine *Polysharp-waves*-Serie niedriger Amplitude (vgl. Abb. 21 a). Wach-EEG ohne Augenschluß im Sitzen. 5jähr. Mädchen, mehr abortives myoklonisch-astatisches Petit Mal ohne Grand Mal (Fallbeispiel Nr. 48)

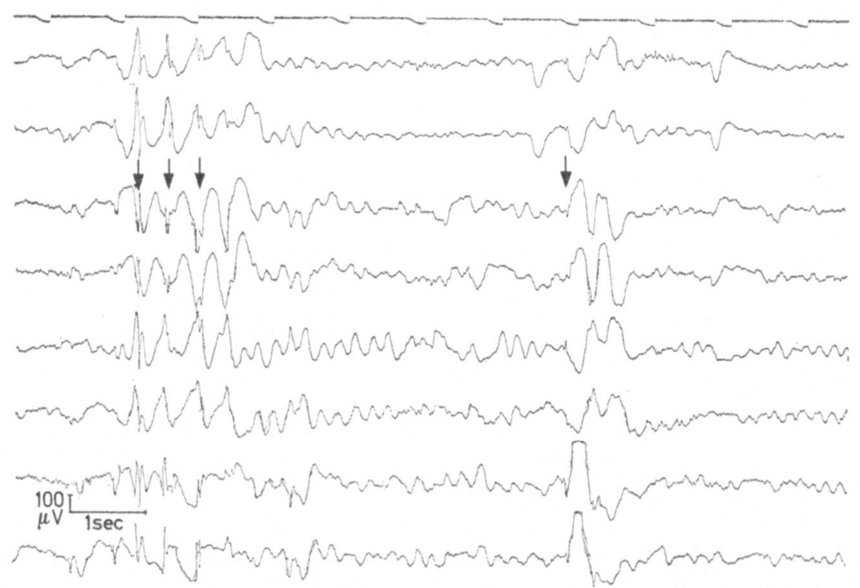
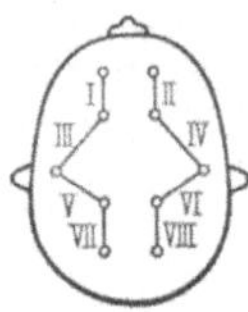

Abb. 35. „Stufen-Nicker". Bei Ableitung im Liegen mit hochgestütztem Kopf dreimaliges Rucken des Kopfes nach vorn (3 Pfeile), nach 4 sec Pause erneutes, einmaliges Kopfnicken. *Irreguläre Spike-waves.* Wach-EEG ohne Augenschluß. 1⁷/₁₂ J. alter Junge, myoklonisch-astatisches Petit Mal und Grand Mal (Fall Nr. 7)

8. Das EEG im Petit Mal-Status und die Hypsarrhythmie

Der im Intervall- und im Anfalls-EEG vorhandene individuelle EEG-Typ wurde in unserem Material auch während eines Petit Mal-Status beibehalten. Tabelle 4 zeigt die dabei festgestellten EEG-Muster. Auf die Wiedergabe von Kurvenbeispielen kann

Tabelle 4. *EEG-Befunde (hypersynchrone Potentiale) bei 16 Kindern während ihrer Petit Mal-Staten in Zahl der Fälle*

Form der hypersynchronen Aktivität	Zahl der Fälle
Spike-wave-Variant	
typisch	8
rasch	2
relat. ungeordnet	5
Irreguläre Spike-waves mit Multispikes	1
Rasches Spike-wave-Muster	—

verzichtet werden — Kurvenausschnitte sähen völlig identisch aus mit den bereits gezeigten. Man müßte schon das gesamte, über 20 min abgeleitete Elektrencephalogramm wiedergeben, um zu dokumentieren, daß die betreffenden Muster — im Unterschied zum Intervall- und Anfalls-EEG — lediglich (fast) kontinuierlich auftreten bzw. in sehr häufigen, dicht aufeinanderfolgenden Paroxysmen.

Das (fast) kontinuierliche Auftreten zeigte sich besonders bei den *Spike-wave-Variant-Bildern*. Wenn überhaupt über jeweils wenige Sekunden „krampfpotential"-freie Grundaktivität erkennbar war, war diese meist verlangsamt. Die klinischen Bilder dieser Spike-wave-Variant-Muster wechselten sehr, vom ganz bland verlaufenden, unklassifizierbaren Dämmerzustand („Spike-wave-Stupor" NIEDERMEYER; vgl. Abb. 36 b u. c) bis zu mehr myoklonisch-astatischen Petit Mal-Staten mit phasenweise sehr heftigen Myokloni. Heftige symmetrische Myokloni waren stets von hochamplitudigen Spitzenpotentialen begleitet, aber der umgekehrte Schluß (vom EEG-Bild auf myoklonische Anfallssymptome) war nicht möglich. Bei einem „krampfpotential"-armen Spike-wave-Variant konnte man vom EEG her schließen, daß keine heftigen Myokloni auftreten, aber ein solches Muster konnte durchaus mit kontinuierlichen Myoklonien milder Intensität korreliert sein, die im EEG als solche überhaupt nicht (oder nur vereinzelt) in Form von Spikes sichtbar waren.

Im allgemeinen war eine mittelschwer und schwer verlangsamte Grundaktivität mit tieferer Bewußtseinstrübung verbunden, aber auch dies war kein Gesetz.

Übergangsbilder zwischen dem Spike-wave-Variant in seiner unregelmäßigeren Form und den Bildern mit irregulären Spike-waves kamen innerhalb eines Status oder im Verlauf mehrerer Staten vor, nicht anders, als das auch im Intervall-Anfalls-EEG der Fall war. Auch die altersunabhängige außerordentliche Variabilität des regelmäßigen Spike-wave-Variant wiederholte sich im Petit Mal-Status.

Z. B. konnte beim gleichen Kind (Fallbeispiel Nr. 74, S. 118) während dreier Petit Mal-Staten im Abstand von 1—2 Jahren erst ein relativ regelmäßiges 3/sec „waves and spikes"-Muster abgeleitet werden, als es 6 Jahre alt war; mit 7 Jahren erschien plötzlich ein streng geordnetes 1,5/sec-Sharp-slow-wave-„Tapeten"-Muster — die langsamste Frequenz innerhalb unseres Kollektivs; endlich trat mit 9 Jahren während des 3. Petit Mal-Status ein typisches 2—2,5/sec-Spike-wave-Variant auf (Abb. 36 a—c).

Die Hypsarrhythmie: Die Hypsarrhythmie im Kleinkindesalter zeigt in der Regel nicht das typische Bild „diffus gemischter Krampfpotentiale" des Säuglings-

4*

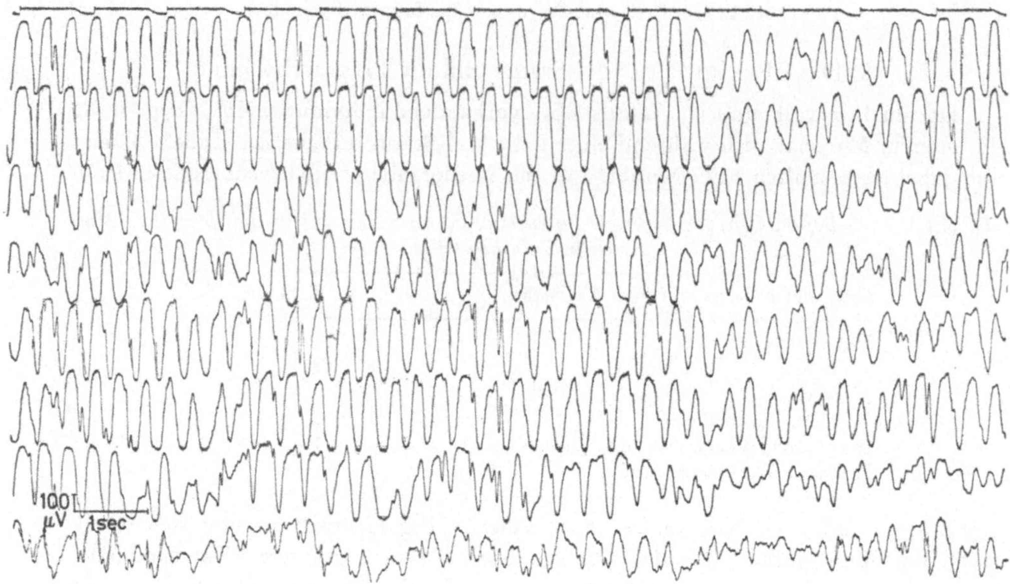

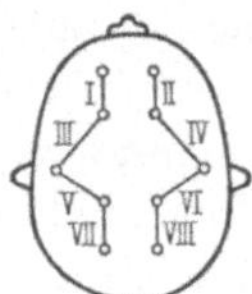

Abb. 36 a. EEG im Petit Mal-Status. Phasenweise relativ geordnetes 3/sec *„waves and spikes"-Muster* bilateral synchron. Wach-EEG mit Augenschluß. 6jähr. Mädchen im blanden, gelegentlich abortiv astatischen Petit Mal-Status (Fallbeispiel Nr. 74)

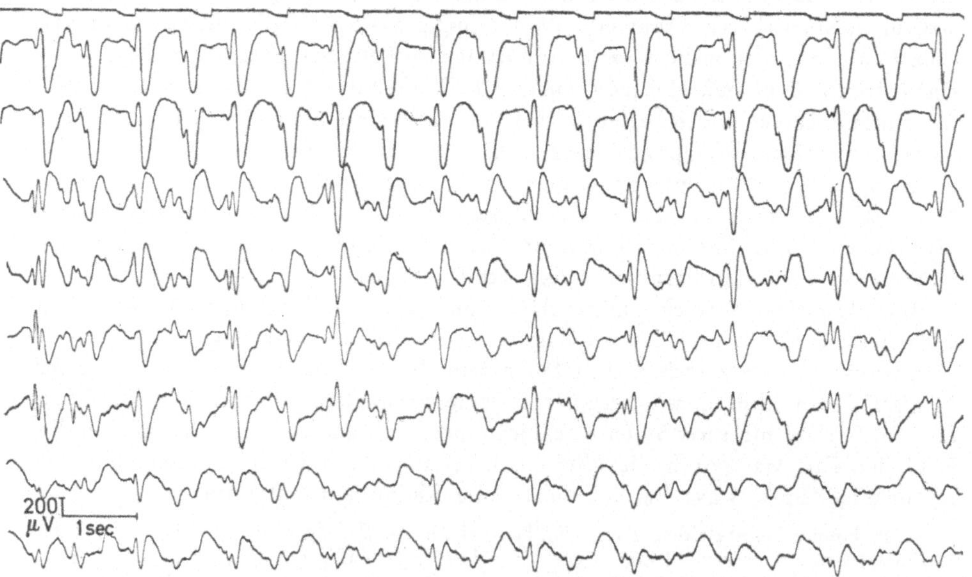

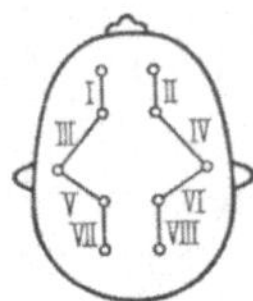

Abb. 36 b. EEG im Petit Mal-Status, Fall von Abb. 36 a ein Jahr später. Geordnetes, sehr langsames, 1,5/sec-*Sharp-slow-wave-Muster,* bifrontal betont, sehr hohe Amplitude (beachte Eichung!). 7jähr. Mädchen im blanden Petit Mal-Status (Fallbeispiel Nr. 74)

alters, sondern ist modifiziert in zweierlei Richtungen: durch zunehmende Synchronisierung und paroxysmale Umwandlung. Im Zuge der Synchronizität werden mehr und mehr bilateral synchrone Sharp-slow-wave-Komplexe vorherrschend, d. h.

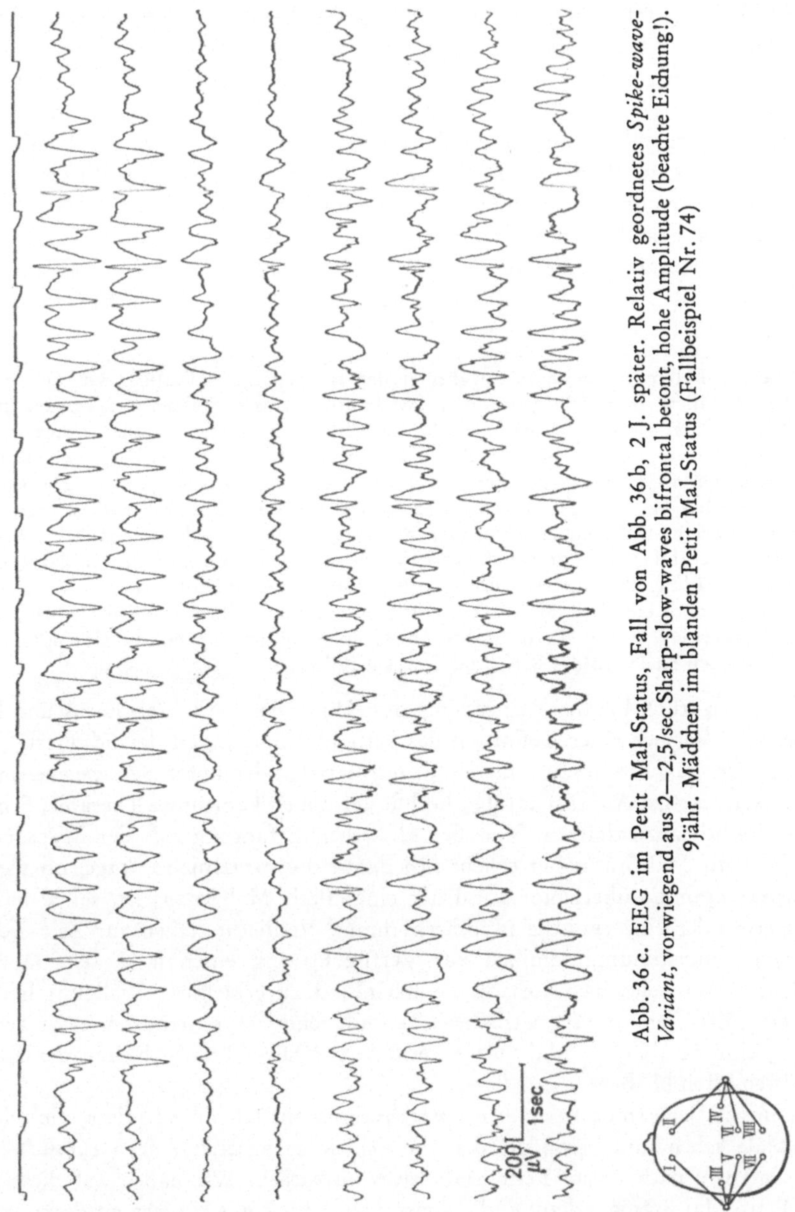

Abb. 36 c. EEG im Petit Mal-Status, Fall von Abb. 36 b, 2 J. später. Relativ geordnetes *Spike-wave-Variant*, vorwiegend aus 2—2,5/sec Sharp-slow-waves bifrontal betont, hohe Amplitude (beachte Eichung!). 9jähr. Mädchen im blanden Petit Mal-Status (Fallbeispiel Nr. 74)

es entsteht ein Spike-wave-Variant; zugleich wird die hypersynchrone Aktivität paroxysmal umgestaltet zu häufigen Ausbrüchen oder längeren Paroxysmen, zwischen denen dann krampfpotentialfreie normalisierte oder verlangsamte Grundaktivität erscheint. Beide Modifikationen können auch getrennt voneinander erfolgen, d. h.

trotz Umwandlung in ein langsames und meist sehr regelmäßiges Muster bleibt die hypersynchrone Aktivität kontinuierlich oder trotz paroxysmaler Umgestaltung bleibt die „Krampfaktivität" relativ „unorganisiert", d. h. wenig synchronisiert polymorph.

Beide Formen sahen wir bei unseren Kindern häufig — nämlich während ihrer Petit Mal-Staten: Das Spike-wave-Variant, wenn es (fast) kontinuierlich auftritt, besonders in seiner unregelmäßigeren Form, aber auch das irreguläre Spike-wave-Bild, wenn es in häufigen länger dauernden Paroxysmen erscheint, kann der modifizierten Hypsarrhythmie völlig gleichen. Klinisch befanden sich die Kinder dabei aber zweifelsfrei im Petit Mal-Status, und nur 4 Kinder mit (modifizierter) Hypsarrhythmie blieben übrig, die klinisch keinen Anhalt für einen Petit Mal-Status boten. Nur diese 4 Fälle erscheinen in der Tabelle 2 (S. 36) unter der Rubrik „Hypsarrhythmie" mit dem Zusatz „außerhalb eines Petit Mal-Status". Bei 2 dieser 4 Fälle hatten wir aber ebenfalls starken Verdacht auf einen Petit Mal-Status vom EEG-Verlauf her geäußert.

In dem 1. Fall entwickelte sich während der statusartigen Häufung von myoklonisch-astatischen Anfällen ein relativ geordnetes, fast kontinuierliches Spike-wave-Variant im Alter von 4 Jahren unter unseren Augen und bildete sich nach einigen Wochen unter der anti-epileptischen Therapie (ohne Hormone) wieder zurück. Der vom EEG her geäußerte Verdacht auf Petit Mal-Status wurde aber klinisch nicht bestätigt (Fallbeispiel Nr. 23). Im 2. Fall zeigte das 1. EEG bei Epilepsiebeginn mit 5 Jahren sofort ein kontinuierliches, regelmäßiges Spike-wave-Variant während zunehmender statusartiger Häufung kleiner Anfälle, das unter ACTH (ohne Rezidiv) prompt verschwand; Taubstummheit und Imbezillität des uns zuvor unbekannten Mädchens gestatteten nicht, den Bewußtseinszustand sicher abzuschätzen — möglicherweise hat doch ein Petit Mal-Status vorgelegen. Beide Fälle wurden nicht bei der statistischen Auswertung in die Petit Mal-Status-Gruppe aufgenommen, da sie nicht die auf S. 25 angegebenen Kriterien des Petit Mal-Status erfüllten.

Wir hatten schon bei der Besprechung der Klinik des Petit Mal-Status und besonders bei dem Versuch einer Definition des Petit Mal-Status von der Schwierigkeit gesprochen, den Bewußtseinszustand eines jüngeren Kindes unter den gegebenen Umständen (statusartige Anfallshäufung, hochdosierte medikamentöse Therapie, Schwachsinn) verläßlich abzuschätzen. Von der klinischen Erfahrung mit der Hypsarrhythmie beim Petit Mal-Status her erhebt sich damit die prinzipielle Frage, ob vielleicht die Hypsarrhythmie überhaupt Ausdruck eines Petit Mal-Status ist, sei es nun eine modifizierte oder eine typische Hypsarrhythmie? Vielleicht stehen zur Zeit nicht die geeigneten Untersuchungstechniken zur Verfügung, um einen u. U. sehr larvierten Petit Mal-Status beim hirngeschädigten Kleinkind zu erkennen? Vielleicht ließe sich mit einer diffizilen psychometrischen Technik eine Hypsarrhythmie sogar beim Säugling klinisch als Petit Mal-Status verifizieren? Diese Fragen harren der Klärung und müssen offen bleiben.

Für uns ist jede (modifizierte) Hypsarrhythmie im Kleinkindesalter, die wir zum ersten Male sehen und besonders die, die sich unter unseren Augen entwickelt, der Anlaß, intensiv nach einem Petit Mal-Status zu suchen. Wir haben auf diese Weise einige Petit Mal-Staten erkannt, die sonst vielleicht klinisch nicht entdeckt worden wären.

Leider stehen uns bisher keine Fälle zur Verfügung, bei denen wir eine im (möglichst frühen) Säuglingsalter nachgewiesene Hypsarrhythmie bis ins (möglichst späte) Kleinkindesalter hätten verfolgen können, mit und ohne Ausbildung klinischer Petit Mal-Staten.

9. Die Altersmodifikation der hypersynchronen Potentiale

Eine individuelle Altersmodifikation der EEG-Bilder aufzuspüren, blieb eine Rarität. Das mag daran liegen, daß die Zahl der Kinder mit langen EEG-Verläufen zu klein war. Zwar konnten wir immerhin bei 60% unserer Kinder den EEG-Verlauf bis an das Ende des 4. Verlaufsjahres nach Erscheinen der kleinen Anfälle verfolgen,

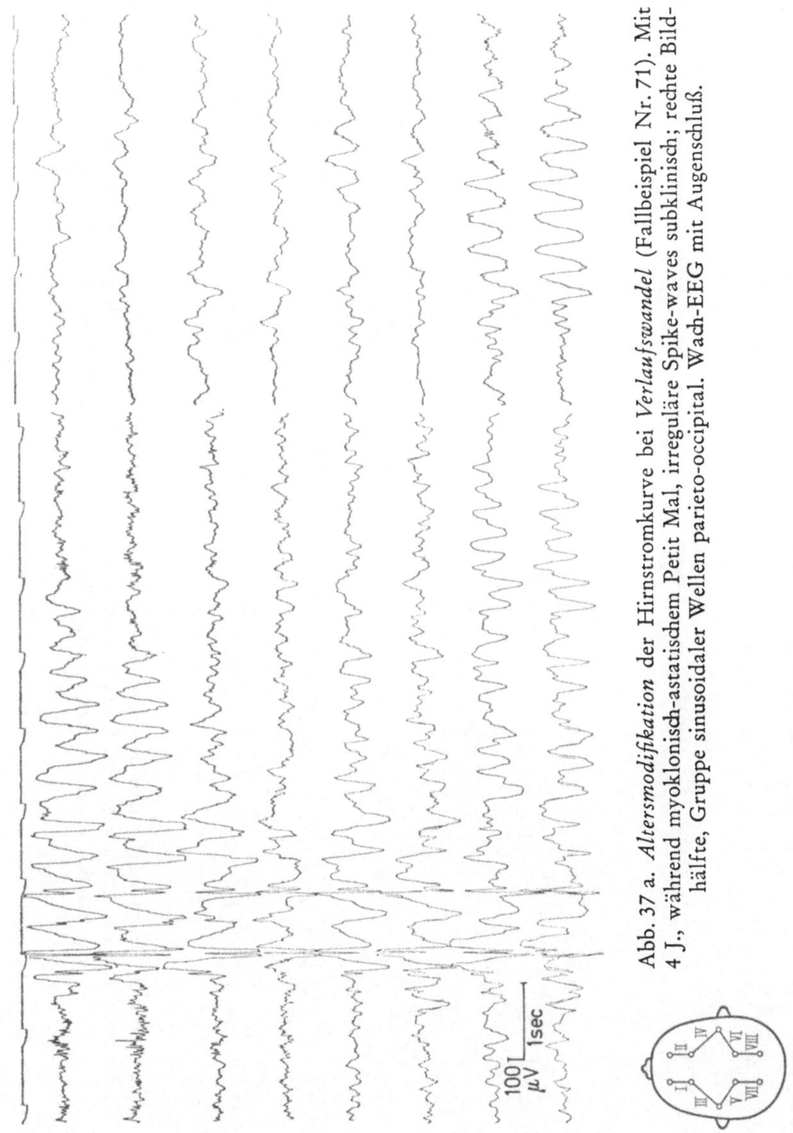

Abb. 37 a. *Altersmodifikation* der Hirnstromkurve bei *Verlaufswandel* (Fallbeispiel Nr. 71). Mit 4 J., während myoklonisch-astatischem Petit Mal, irreguläre Spike-waves subklinisch; rechte Bildhälfte, Gruppe sinusoidaler Wellen parieto-occipital. Wach-EEG mit Augenschluß.

danach nahm aber die Zahl der verwertbaren EEG-Verläufe rapide ab, am Ende des 8. Verlaufsjahres standen nur noch 20% des Ausgangsmaterials zur Verfügung.

α) *Die Modifikation des Spike-wave-Variant:* Wir hatten im Laufe der Auswertung geglaubt, in der Beschleunigung des typischen Spike-wave-Variant (s. S. 33)

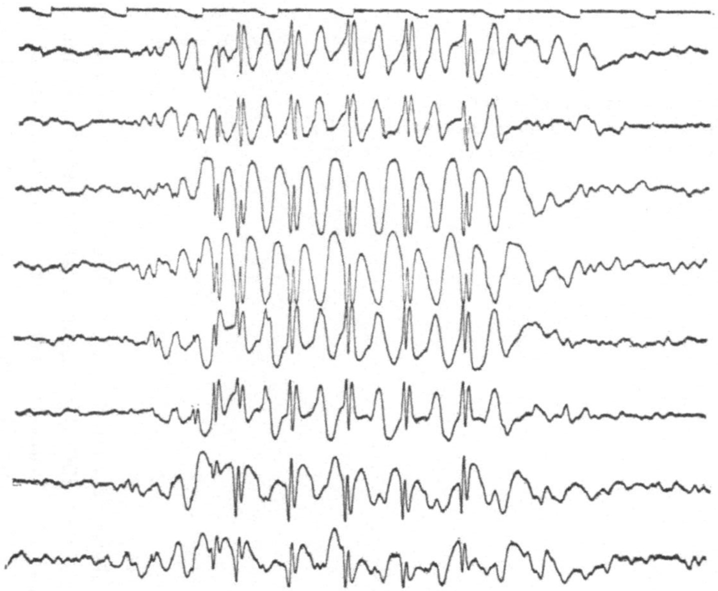

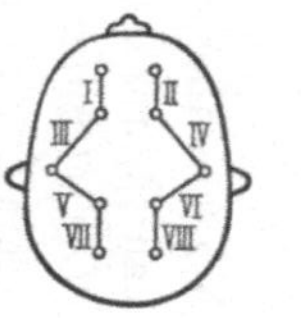

Abb. 37 b u. c. *Altersmodifikation* der Hirnstromkurve bei *Verlaufswandel* (Fallbeispiel Nr. 71). b Mit 7$^{1}/_{2}$ J., nach eingetretenem Verlaufswandel (blande Absencen), 3/sec-Spike-Doppel-waves, hier subklinisch. Wach-EEG mit Augenschluß. c Mit 8$^{1}/_{2}$ J., während einer blanden Absence, unregelmäßige 3/sec-Spike-waves über 7 sec. Wach-EEG mit geöffneten Augen.

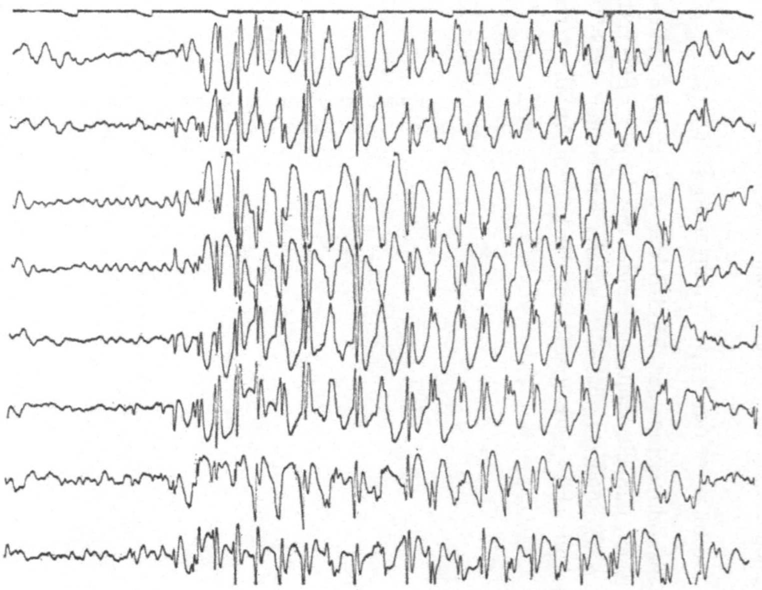

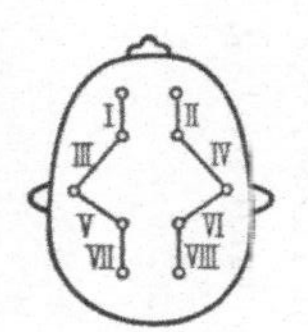

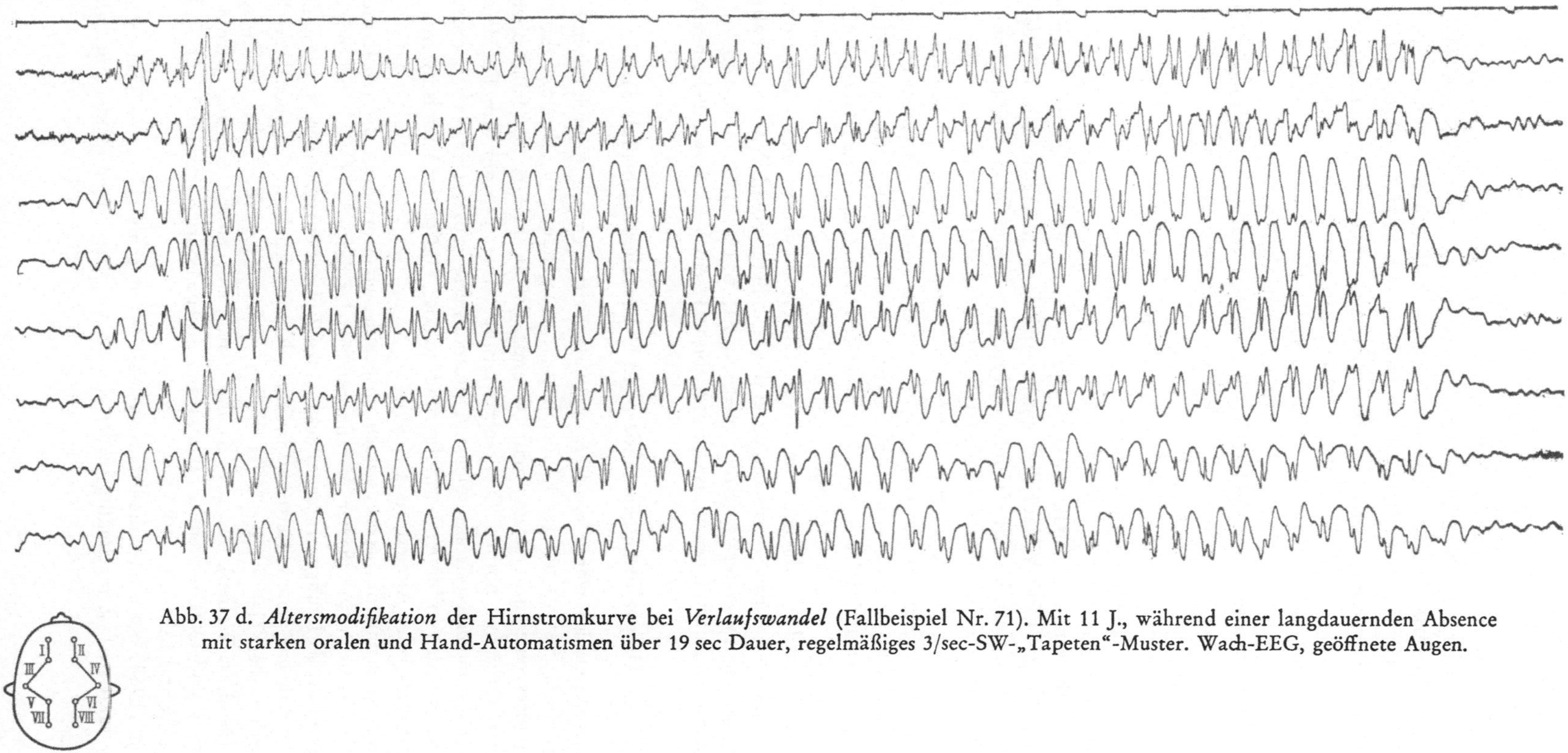

Abb. 37 d. *Altersmodifikation* der Hirnstromkurve bei *Verlaufswandel* (Fallbeispiel Nr. 71). Mit 11 J., während einer langdauernden Absence mit starken oralen und Hand-Automatismen über 19 sec Dauer, regelmäßiges 3/sec-SW-„Tapeten“-Muster. Wach-EEG, geöffnete Augen.

einer Altersmodifikation auf der Spur zu sein, und waren sehr enttäuscht, als sich bei etlichen Kindern der Wechsel zwischen langsamen und raschen Sharp-slow-waves mehrere Male vollzog (vgl. Abb. 36 a—c). Obwohl diese Kinder immer älter wurden, wandelten sich ihre 3/sec-Sharp-slow-waves niemals in 3/sec-Spike-waves.

Häufiger verwandelten sich langsame, meist schon von Anfang an recht unregelmäßige Spike-wave-Variant-Bilder zu irregulären und atypischen Spike-waves; aber auch hier war selbst im späteren Kindesalter eine Rückverwandlung möglich, besonders im Anfall und bei Verschlechterung des Verlaufes.

β) Die Modifikation zu Polyspikes im Wach-EEG: Auch die „Reifung" von kurzen Gruppen rascher bioccipitaler Beta-Wellen niedriger Amplitude zu vollausgebildeten Polyspikes blieb eine große Seltenheit.

Das Auftreten gruppierter Spitzenpotentiale im Schlaf stellt keine Altersmodifikation, sondern eine Schlafmodifikation dar (s. S. 63).

γ) Die Modifikation zu 3/sec-Spike-waves: Zweimal erlebten wir im EEG-Verlauf das Erscheinen von regulären 3/sec-Spike-wave-Mustern. Einmal tauchten sie nach $1^1/_2$jährigem EEG-Verlauf bei einem 4jährigen Mädchen neben irregulären Spike-waves auf, ausgelöst durch mildes Hyperventilieren beim Weinen unter dem klinischen Bild einer blanden Absence (Abb. 29). Das andere Mal lösten die regulären 3/sec-Spike-waves irreguläre Spike-waves nach $3^1/_2$jährigem EEG-Verlauf ab. Dabei handelte es sich um den einzigen Fall unserer Gruppe mit einem echten Verlaufswandel des myoklonisch-astatischen Petit Mal im gesamten klinischen Bild und im EEG zu einer Pyknolepsie mit vorwiegend oral ausgestalteten Absencen. Aber eben dies — der Verlaufswandel als solcher, der besondere Anfallscharakter dieser langdauernden Absencen und die Therapieresistenz nach eingetretenem Verlaufswandel — macht die Pyknolepsie dieses außergewöhnlich seltenen Falles zu einer atypischen Pyknolepsie (Fallbeispiel Nr. 71, S. 116, EEG-Abb. 37 a—d). — Beim ersteren Fall der jünger ist, ist klinisch (bisher) kein Verlaufswandel eingetreten.

b) Unspezifische generalisierte EEG-Veränderungen (Tab. 5)

Erwartungsgemäß waren *nicht-paroxysmale* Störungen der Grundaktivität häufig anzutreffen. Fast $^3/_4$ unserer Kinder hatten zu irgendeinem Zeitpunkt ihres Epilepsieverlaufes eine nicht altersgemäße Grundaktivität, bei $^1/_4$ der Fälle blieb die Grundaktivität immer normal. Diese letzte Gruppe zusammen mit dem Teil der Kinder, deren Grundaktivität sich bleibend normalisierte (zusammen 44%), rekrutiert sich einmal aus den milderen Verläufen und aus der Hälfte der mittelschweren Verläufe, und zwar jeder Altersstufe (s. S. 89).

Interessanter sind die *paroxysmalen* unspezifischen Störungen, die ja oft die unspezifische Vorform spezifischer Veränderungen darstellen und auch bei normaler Grundaktivität als häufiger Intervallbefund bei Epilepsien gefunden werden. Dabei handelt es sich um generalisierte Ausbrüche oder umschriebene Gruppen bzw. lange Züge rhythmischer Theta- oder Delta-Wellen — frequenzmäßig meist im Zwischenbereich (3—5/sec-Wellen). $^2/_3$ der Kinder hatte eine solche Störung paroxysmal generalisiert, und 43% zeigten sie bilateral umschrieben parieto-occipital, nur ein kleiner Teil bifrontal (Abb. 38—40).

DOOSE (1964) bezeichnet diese paroxysmale Störung als „abnorme Theta-Rhythmen"; er fand sie fast regelmäßig in der Remissionsphase seiner Kinder mit „akinetischem Petit Mal" (11 von 13 Kindern). Die von uns ermittelte Häufigkeit (Tab. 5) bezieht sich aber hauptsächlich auf Kinder mit manifesten Anfällen. Für Doose u.

Tabelle 5. *Unspezifische EEG-Veränderungen (ohne Herdbefunde) im Summen-EEG von 82 Kindern (100%) mit myoklon.-astat. Anfällen. Wach-EEG mit geschlossenen Augen in Ruhe*

A. Unspezifische paroxysmale Störungen		
Generalisierte Theta-/Delta-Wellen-Ausbrüche	67%	
Bi-parieto-occipitale Theta-/Delta-Wellen-Gruppen	43%	
Bifrontale Theta-/Delta-Wellen-Gruppen	12%	
B. Nicht-paroxysmale Störungen der Grundaktivität		
1. Pathol. Grundaktivität		
Grundaktivität stets pathol.	25%	
Grundaktivität o. B. → pathol.	10%	
Grundaktivität pathol. ⇄ o. B.	11%	56%
2. Normale Grundaktivität		
Grundaktivität stets normal	27%	
Grundaktivität pathol. → o. B.	17%	44%

Mitarb. (1967) sind diese bilateralen Theta-Delta-Rhythmen Symptom einer weit verbreiteten, genetisch bedingten Krampfbereitschaft zentrencephalen Typs (s. S. 80).

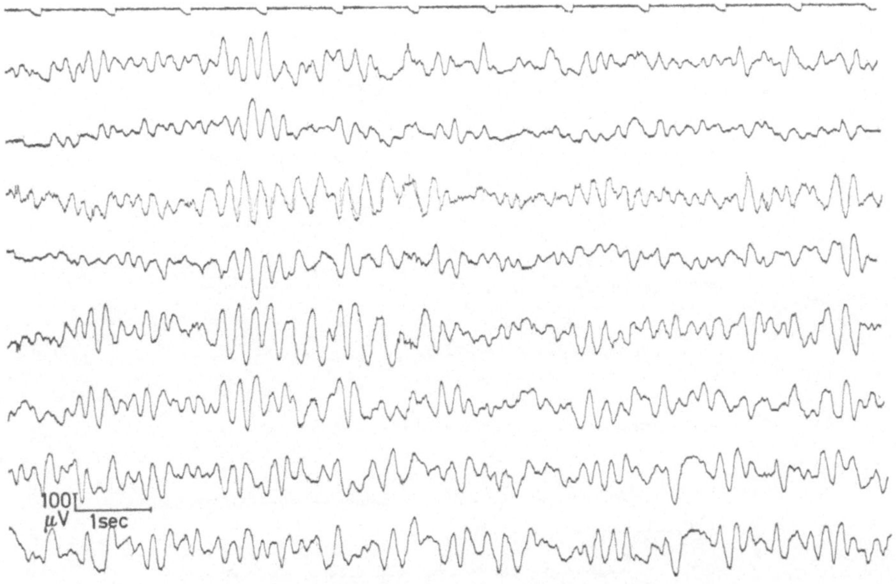

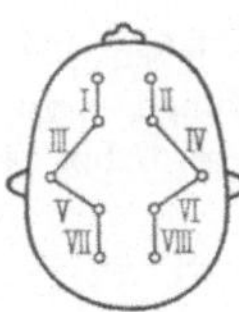

Abb. 38. *Paroxysmale Theta-Wellenausbrüche* (bilateral synchron generalisierte 4—5/sec-Wellen) im Rahmen einer mäßigen allgemeinen Verlangsamung der Kurve bes. parieto-occipital. Wach-EEG ohne Augenschluß. 4jähr. Mädchen, myoklonisch-astatisches Petit Mal und Grand Mal (Fallbeispiel Nr. 76). Vgl. Abb. 29

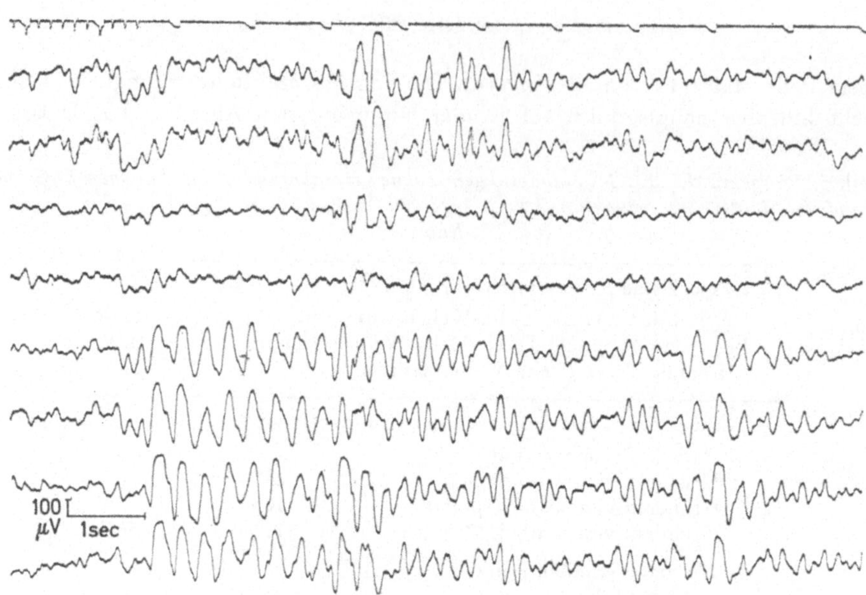

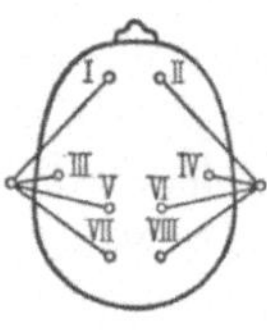

Abb. 39. Umschriebene paroxysmale Störung (steile *Delta-Wellen in Gruppen parieto-occipital*) mit Generalisierungstendenz, blockiert durch das Augenöffnen (s. oberer Kurvenrand, unterbrochene Zeitmarkierung während des Augenöffnens). Unipolare Ableitungstechnik. 4^{1}/$_{2}$jähr. Junge, myoklonisch-astatisches Petit Mal und Grand Mal (Fall Nr. 20)

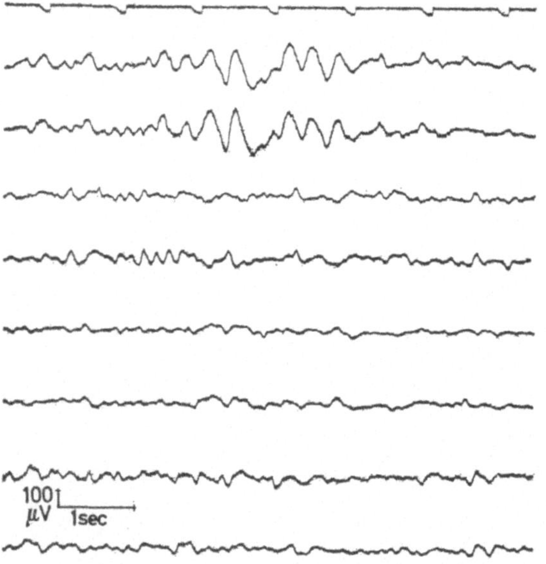

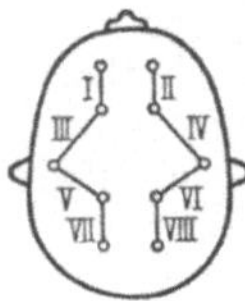

Abb. 40. Sinusoidale *Delta-Wellen-Gruppe bifrontal* als umschrieben paroxysmale Störung. Wach-EEG mit Augenschluß. 7^{1}/$_{4}$ J. alter Junge, myoklonisch-astatisches Petit Mal und Grand Mal (Fall Nr. 5). Vgl. Abb. 14 und 25

c) Die Herdveränderungen und die Pseudofoci

In 30% der Fälle haben wir einen durch Kontrolluntersuchungen mehrmals bestätigten Herdbefund nachgewiesen. Unspezifisch bleibende fokale Veränderungen (Herde langsamer Wellen, Depression, evtl. in Kombination mit klinischen Halbseitenzeichen) traten zurück gegenüber den spezifischen Herdbefunden, den sog. epileptogenen Herden, die entweder zusammen mit einem unspezifischen Herdbefund (als sog. Mischfocus) oder als alleiniger epileptogener Herd in Erscheinung traten. Der Form nach handelte sich es in der Regel um einen Spike-wave- oder Sharp-slow-wave-Herd, der bei mehr als der Hälfte der Fälle (11 von 19) Generalisierungstendenz zeigte und in ein generalisiert bilateral-synchrones „Krampfpotential"-Muster übergehen konnte bzw. neben einem solchen Muster gleicher Form bestand. Diesen Mustern war dann sozusagen ihre fokale Herkunft anzusehen (11 F.), während bei anderen Fällen das generalisierte „Krampfpotential"-Muster keine formale Ähnlichkeit mit den spezifischen Herdbefunden hatte. Eine solche formale Übereinstimmung hat keinen besonderen Aussagewert; selbstverständlich kann zumindest für jeden *spezifischen* Herdbefund, gleichgültig welcher Form, diskutiert werden, ob er der „Motor" oder Ursprungsort einer bilateral-synchronen generalisierten „Krampf"aktivität ist, ob also eine sekundär generalisierte Epilepsie vorliegt oder nicht. Wenn am Beginn der Epilepsie ein Herdbefund nachweisbar ist, der sich später generalisiert, fällt diese Entscheidung nicht schwer. Wenn aber erst im Verlauf der Epilepsie ein epileptogener Herd auftaucht, so entsteht die Frage, ob sich der Herd zunächst dem Nachweis entzogen hat oder ob er erst sekundär (z. B. iktogen oder traumatogen als Folge vieler Sturzanfälle) entstanden ist. Diese Frage läßt sich oft nicht entscheiden. Auch ist dem generalisierten „Krampf"potential-Muster ja nicht anzusehen, ob es ein primär generalisiertes „zentrencephales" oder sekundär generalisiertes Muster ist. Wir haben jedenfalls trotz gezielter Aufmerksamkeit keine formalen Kriterien solcher Art entdecken können.

Schließlich muß erwogen werden, ob Herdbefund und primär generalisierte „Krampf"aktivität nebeneinander und vielleicht unabhängig voneinander bestehen können als Ausdruck einer multiloculären, sowohl corticalen wie subcorticalen und zentrencephalen Störung.

Tabelle 6. *Art und Lokalisation der Herdbefunde in Zahl der Fälle bei 82 Kindern mit myoklonisch-astatischen Anfällen*

Art der Herdbefunde	Zahl der Fälle	Lokalisation				
		hemi-lateral	fronto-präzentral	zentral	parieto-occipital	temporal
Epileptogene Herde	19	7	2	2	3	5
Unspezifische Herdbefunde	13	4	—	—	7	2
Mischfoci	8	4	—	1	1	2
stets nur unspezifische Herdbefunde	5	2	—	—	3	—

Diese Überlegungen nehmen bei DOOSE u. Mitarb. (1964—1967) einen breiten Raum ein in ihrem Bemühen, „reine" Petit Mal-Epilepsien von sekundär generalisierenden Herdepilepsien abzugrenzen.

Uns war vom einzelnen EEG-Befund wie vom EEG-Verlauf her eine solche Trennung nur in seltenen Einzelfällen möglich, die sich auch klinisch von myoklonisch-astatischem Petit Mal unterschieden: Es handelte sich um fokale Epilepsien meist bei (latent) hemiplegischen Kindern mit fokalen Anfällen und fokalen Myokloni, aus denen gelegentlich Sturzanfälle resultierten, die aber nicht pyknoleptisch auftraten; sie wurden nicht in dieses Kollektiv aufgenommen (s. Differentialdiagnose „fokale Myokloni" S. 96).

Für die Diagnose „symptomatische Epilepsie" ist das „fokale" EEG im übrigen nur ein Gesichtspunkt unter anderen. Nur in 2 Fällen beruhte diese Diagnose bei unseren Kindern allein auf dem konstanten Nachweis eines fokalen EEG-Befundes (s. Tab. 11 S. 71); in allen anderen Fällen waren genügend andere Gesichtspunkte für die Rubrizierung der Fälle als „symptomatisch" vorhanden, auch ohne daß jemals ein Herdbefund im EEG erschienen war.

Von den konstant nachweisbaren echten spezifischen Herden wurden die Pseudofoci (Matthes; Weber) abgetrennt und nicht als echte Herde gewertet. Darunter werden halbseitig sich lateralisierende Spike-waves oder Sharp-slow-wave-Komplexe verstanden, die bei schlechterer Ausprägung über jeweils einer Hemisphäre (verringerte Amplitude, Beschleunigung des Einzelkomplexes) gelegentlich umschriebener z. B. nur temporo-parietal bzw. fronto-praezentral auftreten können und dann einen doppelseitigen asynchron in Erscheinung tretenden epileptogenen Herd vortäuschen.

B. Das Schlaf-EEG als Intervall- und Anfalls-EEG

Die von uns beobachteten Schlafmodifikationen der Hirnstromkurven lassen sich zwei verschiedenen Einschlafphasen zuordnen:

1. der starken Müdigkeit, die zum freiwilligen Augenschluß führt und gleichzeitig oder gleich danach zum beginnenden Eindösen (Schlafstadium A und B_1);

2. dem fortgeschrittenen Eindösen und der leichten bis mittleren Schlaftiefe (Schlafstadien B_2, C und beginnendes D-Stadium; Tiefschlaf wurde nur sehr selten abgeleitet und kann nicht beurteilt werden; gemäß allgemeiner Erfahrung (vgl. Dumermuth) pflegen spezifische EEG-Veränderungen dabei eher zu verschwinden).

a) Intervall-EEG: 1. Im Stadium A—B_1 werden die Veränderungen des Wach-EEG deutlicher, „aktiviert". Das betrifft vor allem das Spike-wave-Variant. Kurze Ausbrüche eines solchen Sharp-slow-wave-Musters werden jetzt zu längeren Paroxysmen, längere Ausbrüche schließen sich zu einem kontinuierlichen Bild zusammen, das dann einer modifizierten Hypsarrhythmie gleichen kann. Ein unvollständiges, auf die fronto-präzentralen Abschnitte beschränktes Spike-wave-Variant generalisiert sich wieder, ein mehr unregelmäßiges Spike-wave-Variant wird häufig regelmäßiger, gleichzeitig neben Sharp-slow-wave-Komplexen auftretende irreguläre Spike-waves treten zurück.

Die Veränderungen der irregulären Spike-waves sind weniger ausgesprochen: Auch hier können die kurzen Ausbrüche irregulärer und atypischer Spike-waves des Wach-EEG länger dauern und deutlicher werden. Gelegentlich wandeln sich irreguläre Spike-waves zu einem Spike-wave-Variant um, aber das ist seltener.

War das Wach-EEG frei von hypersynchronen Potentialen, können beide EEG-„Krampf"potential-Formen überhaupt erst jetzt erscheinen, d. h. sie werden durch den Eintritt der Schlafstadien A und B_1 provoziert.

2. Ein stärkerer Wandel der typischen EEG-Bilder tritt erst im fortschreitenden Eindösen und bei leichter bis eben mittlerer Schlaftiefe auf: Die langen Ausbrüche verkürzen sich wieder, die Form der Sharp-slow-waves oder irregulären Spike-waves geht weitgehend verloren, sie werden unregelmäßig und polymorph und sind nicht mehr differenzierbar. Hinzu treten häufig Polyspikes oder Polysharp-waves in großer Zahl und dichter Folge, also Elemente, die das Wach-EEG in der Regel nicht aufgewiesen hatte, mit und ohne nachfolgende meist deformierte Wellen (Polyspike-waves; vgl. Abb. 41 u. 42 mit Abb. 10 u. 16). Die multiplen Spitzenpotentiale können eine sehr „gestochene" Form haben (Abb. 43 a) oder schon beim ersten Auftreten recht unregelmäßig und schlecht ausgebildet sein; in beiden Fällen werden sie in der Regel mit zunehmender Schlaftiefe deformiert.

Die so durch den Schlaf modifizierten hypersynchronen Potentiale können allesamt subklinisch auftreten.

b) Anfalls-EEG im Schlaf: Sehr selten haben wir bei dichten zusammengeschlossenen „Krampf"potential-Formationen *Anfallssymptome* beobachtet; z. B. mehrere Lidkloni, eine veränderte Atmung (s. Abb. 43 b). Häufig läßt sich aber ein Symptom den hypersynchronen Potentialen deutlich zuordnen, das beim gesunden Kind nicht

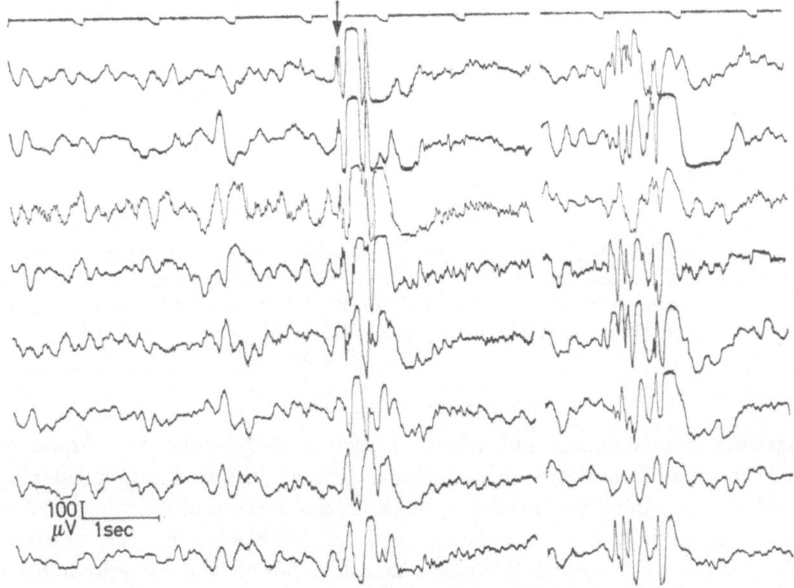

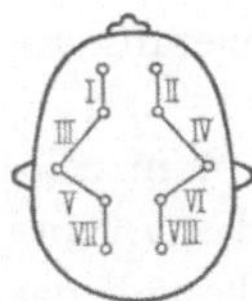

Abb. 41. „Schlafzuckung" (Kreuz), die im EEG mit Multispikes, superponiert auf langsame Wellen, einhergeht; nachfolgend subklinischer Ausbruch von Polysharp-waves. Bipolare Ableitung in leichtem Schlaf (Stadium C). 5jähr. Junge, myoklonisch-astatisches Petit Mal und Grand Mal. Wach-EEG s. Abb. 10 (Fallbeispiel Nr. 80)

mit pathologischen EEG-Veränderungen korreliert ist: die *Myokloni im Schlaf.* Klinisch unterscheiden sie sich nicht von den physiologischen Einschlafzuckungen (s. S. 18), aber die zeitliche Korrelation zu den beschriebenen schlafmodifizierten

„Krampf"potentialen, die uns öfter gelang (Abb. 41/42), erweist sie zweifelsfrei als epileptische Myoklonien.

Pathologische Beta-Aktivität kann außer in Form hoher Spitzenpotentiale gelegentlich noch generalisiert in längeren Gruppen auftreten, entweder in Wellenform

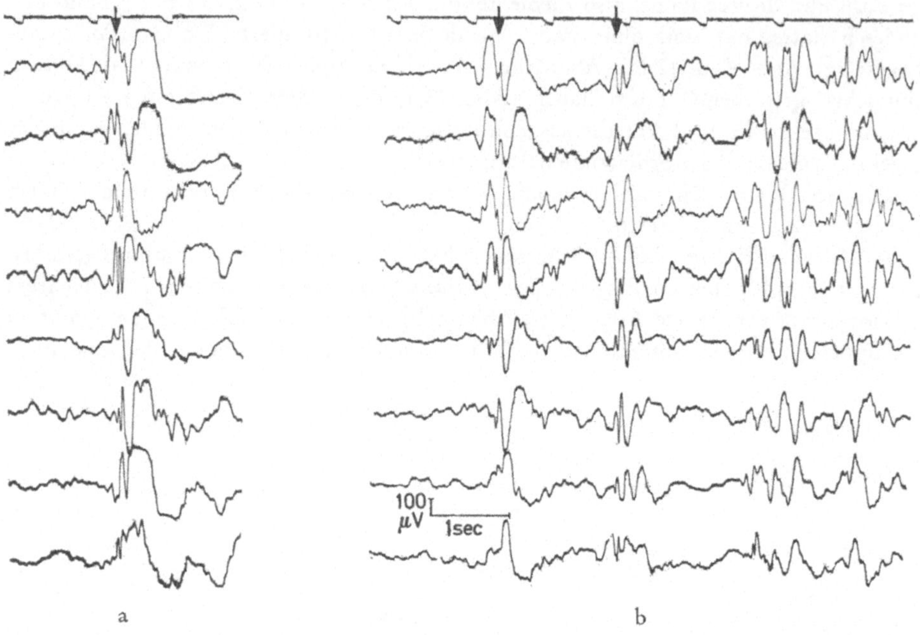

a   b

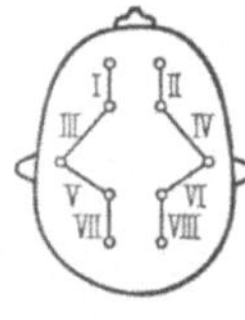

Abb. 42. 3 „Schlafzuckungen", generalisiertes Zusammenzucken (Pfeile), im EEG dabei isolierte Spitzen oder steile Wellen bzw. Doppelsharp-waves (rechte Bildhälfte). Schlafstadium B. 3½ J. altes Mädchen, myoklonisch-astastisches Petit Mal und Grand Mal (Fall Nr. 40). Wach-EEG s. Abb. 16 und 30

von langsamer Betafrequenz und relativ niedriger Amplitude, mit Alpha-Wellen untermischt, oder als Betaspitzen mit abnehmender Frequenz und ansteigender Amplitude — also eine kurze generalisierte, subklinische Krampfaktivität von 2—5 sec Dauer, die sich auch klinisch manifestieren kann (Abb. 44—46). Sie ist das hirnelektrische Korrelat der *tonischen Anfälle* aus dem Schlaf, die oft sehr abortiv ablaufen können (s. S. 19).

Diese Anfallsaktivität im leichten Schlaf bzw. Dösen, die auch als „generalisierte β-Aktivität vom Grand Mal-Typ" bezeichnet werden kann (GIBBS, FLEMING u. GIBBS), haben wir bei 6 Kleinkindern verschiedenen Alters gefunden, bei 4 in zeitlicher Verbindung oder in zeitlicher Nähe zu einem Petit Mal-Status; das 5. Kind stand unter dem Verdacht auf einen Petit Mal-Status. Dieses hirnelektrische und damit korrelierte klinische Bild ist offenbar gebunden an ganz besonders kritische Phasen des Verlaufs; es ist nicht allein für unsere Gruppe der myoklonisch-astatischen Anfälle des Kleinkindesalters charakteristisch, sondern kann ebenfalls im Verlauf von BNS-Krämpfen mit Hypsarrhythmie im EEG beobachtet werden, wie ja auch

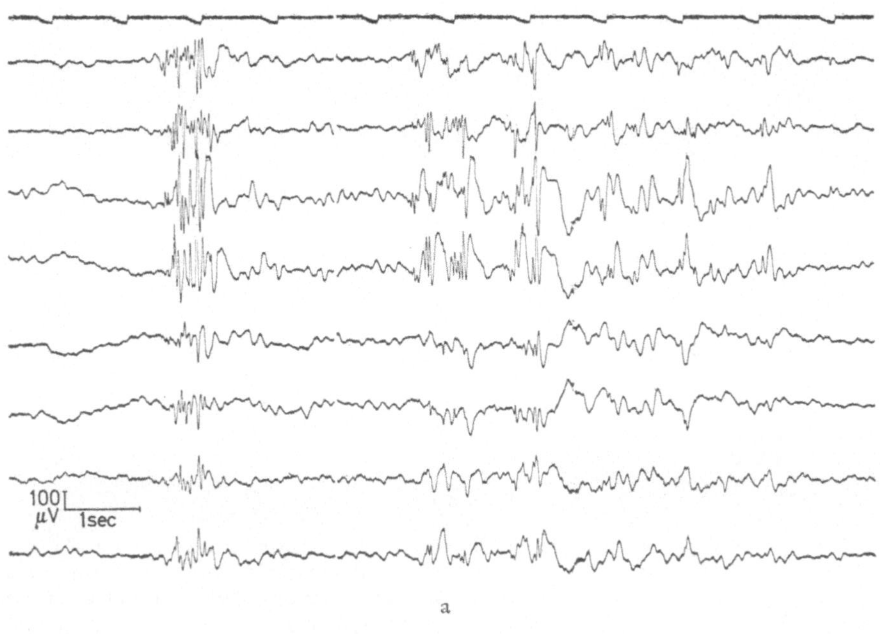

a

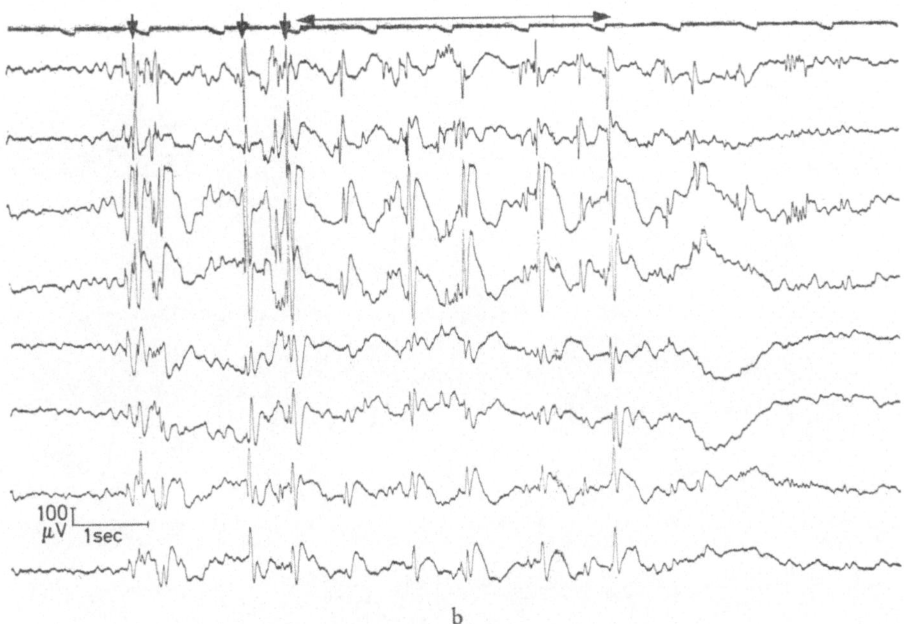

b

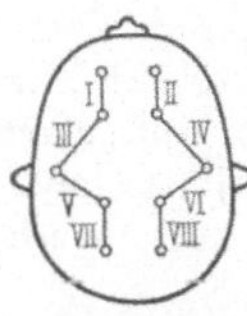

Abb. 43. Gruppierte Polyspikes, Polyspike-waves, irreguläre und langsame Spike-waves generalisiert oder vorwiegend über den frontopraezentralen bis temporalen Ableitungsstellen beiderseits, a subklinisch; b klinisch von Lid-kloni (senkrechte Pfeile) und mehrmaligem Aufstöhnen (waagrechter Pfeil) begleitet. Einschlaf-EEG (Stadium B—C). 7½jähr. Junge, myoklonisch-astatisches Petit Mal und Grand Mal (Fall Nr. 91)

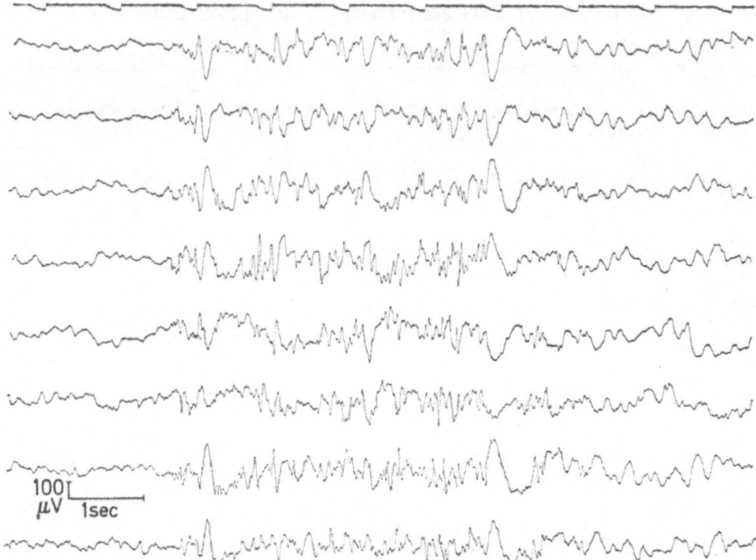

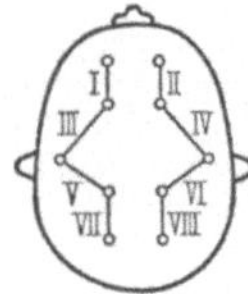

Abb. 44. Kurze unregelmäßige Beta-Alpha-Aktivität vom „Grand Mal-Typ" über 4 sec aus normaler Schlaf-Grundaktivität heraus, subklinisch. Schlafstadium B. 4jähr. Junge, myoklonisch-astatisches Petit Mal und Grand Mal (Fallbeispiel 23)

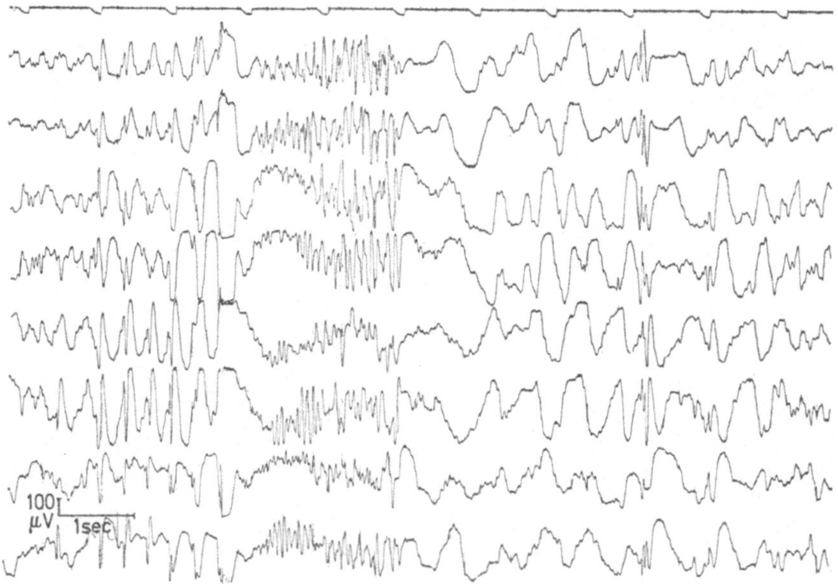

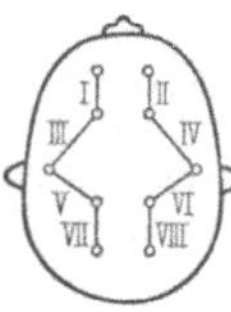

Abb. 45. Kurze, gut ausgebildete hypersynchrone Beta-Alpha-Aktivität vom „Grand Mal-Typ", die die Spike-wave-Variant-Aktivität unterbricht, im Eindösen, klinisch ohne motorische Symptome, nur von einem Aufseufzen begleitet, nachfolgend kurze Verlangsamung der Kurve. 3jähr. Junge, myoklonisch-astatisches Petit Mal und Grand Mal (Fallbeispiel Nr. 61). Wach-EEG mit irregulären Spike-waves s. Abb. 33

das klinische Bild dieser kurzen tonischen Anfälle aus dem Schlaf einem tonischen Salaam-Krampf gleichen kann. Hypsarrhythmie und Petit Mal-Status erweisen sich damit auf neue miteinander verwandt (s. S. 51).

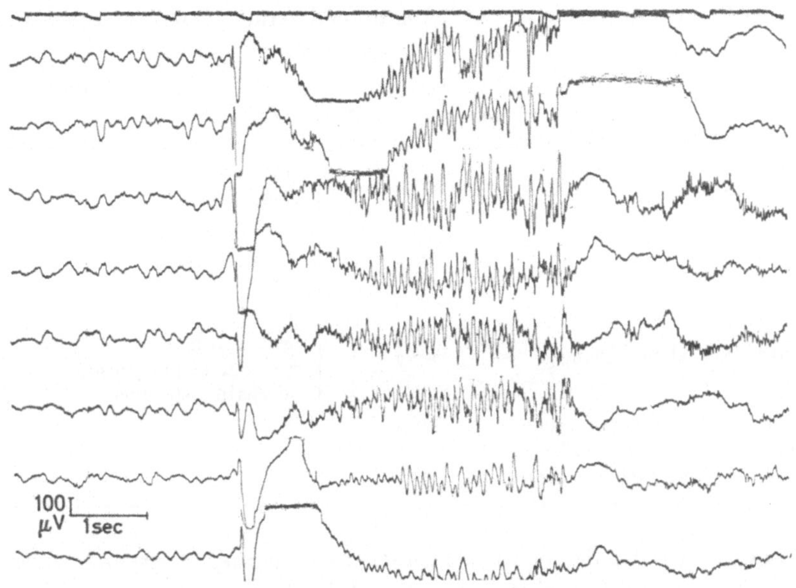

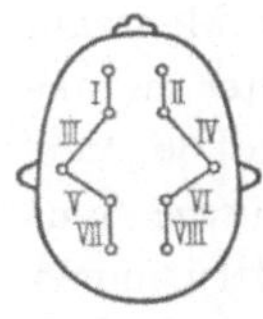

Abb. 46. Tonischer Anfall aus leichtem Schlaf. Das Kind reißt die Augen auf, beugt sich vor, Kopf nach vorn geneigt, Arme und Beine gestreckt und gespreizt, Dauer 12 sec. Aus normaler Schlaf-Grundaktivität, nach initialem Spitzenpotential erst hypersynchrone Beta-, dann Alpha-Aktivität generalisiert, dann Abflachung der Kurve mit Muskelpotentialen und Artefakten; weil sich das Kind im Anfall die Ableitungshaube abreißt, Unterbrechung der Ableitung. 5jähr. Junge, myoklonisch-astatisches Petit Mal und Grand Mal (Fallbeispiel Nr. 80); Wach-EEG s. Abb. 10

GASTAUT u. Mitarb. (1963; 1966), die sich um eine scharfe Abgrenzung der tonischen Anfälle nicht nur vom klinischen (s. S. 19), sondern auch vom hirnelektrischen und pathophysiologischen Aspekt her bemüht haben, lehnen den von GIBBS und GIBBS geprägten Terminus „Grand mal seizures of sleep" aus folgenden Gründen ab:

Im Gegensatz zum typischen, tonisch-klonischen Grand Mal-Anfall kann die Anfallsaktivität dieser tonischen Anfälle gelegentlich nur aus einer starken Abflachung mit Desynchronisation bestehen (was auch wir bei Propulsiv-Petit-Mal-Epilepsien beobachten konnten), oder der tonische Anfall beginnt mit einer solchen Desynchronisation, aus der sich dann hypersynchrone hochfrequente Anfallsaktivität zunehmender Amplitude entwickelt, während beim tonisch-klonischen Grand Mal-Anfall vom Beginn der tonischen Phase an eine hypersynchrone rasche Anfallsaktivität vorliegt, der sich dann — in der klonischen Phase — langsame Wellen zugesellen, die bei den tonischen Anfällen fehlen; ebenso fehlt den tonischen Anfällen die für Grand Mal-Anfälle charakteristische hirnelektrische Stille bei Anfallsende.

Wir haben allerdings den Eindruck, daß sich hinter dieser „Desynchronisationsphase" tonischer Anfälle doch eine hypersynchrone Aktivität verbergen mag, nur eben von extrem niedriger Amplitude, so daß sie bei üblicher Ableitungstechnik mangels ungenügender Verstärkung nicht oder ungenügend erfaßt wird (vgl. Abb. 45/46); auch zeigt Abb. 46, daß bei Anfallsende zwar keine hirnelektrische Stille, aber eine Desynchronisationsphase niedriger Amplitude sich anschließen kann.

XIII. Psychische Veränderungen

Ein Maß für die Schwere der Erkrankungen sind die psychischen Veränderungen der Kinder. Tabelle 7 informiert über die psychischen Untersuchungsbefunde, die während der Erkrankung erhoben worden sind [4] und vermittelt kein günstiges Bild:

Tabelle 7. *Psychische Befunde bei 82 Kindern mit myoklon.-astatischen Anfällen während der Erkrankung in Prozent der Fälle*

Intelligenz: Keine sichere Störung	47%	{	Intelligenz völlig o. B.	20 %
		{	Grenzbefunde	27 %
Schwachsinn	53%	{	Debilität	27 %
		{	Imbezillität	23 %
		{	Idiotie	2,5%
hirnorganische Verhaltensstörungen	50%	{	erethisch	32 %
		{	enechetisch	7 %
		{	sonstige hirnorganische Verhaltensstörungen	11 %
Schwachsinn mit Wesensveränderung	33%			
Schwachsinn ohne Wesensveränderung	21%			
Wesensänderung ohne Intelligenzstörungen	6%			

Die Hälfte der Kinder wird als sicher schwachsinnig beurteilt, wobei sich Debile (IQ 79—65) und Imbezille (IQ unter 65) die Waage halten. Eine gleich große Zahl zeigt eine als hirnorganisch zu deutende Verhaltensstörung, in der Mehrzahl vom erethisch-hyperkinetischen Typ, wie er besonders für das Kleinkindesalter charakteristisch ist (BAMBERGER u. MATTHES, 1959). Eine Intelligenzstörung ohne Verhaltensstörung war dagegen weniger häufig nachzuweisen. Schwere erethische Syndrome ohne Intelligenzstörung, die in Einzelfällen bei epileptischen Kindern immer wieder sicher beobachtet werden, spielten zahlenmäßig keine Rolle. In der Tabelle 7 sind die sicher normalen psychischen Befunde getrennt von den Grenzbefunden aufgeführt; bemerkenswert ist der nicht geringe Prozentsatz von Grenzbefunden bei der Beurteilung der Intelligenzleistung bzw. des psychischen Entwicklungsstandes (IQ bzw. EQ zwischen 85—80) [5].

Wenn man die Eltern fragt, wie der psychische Entwicklungsstand vor der Erkrankung gewesen sei, bekommt man ein etwas günstigeres Bild:

38% aller Kinder haben eine verzögerte psychomotorische oder geistige Entwicklung vor Epilepsiebeginn erkennen lassen [6]. Dabei handelt es sich natürlich nur um recht grobe Schätzungen auf Grund der Angaben der Eltern; deshalb kann auch (wegen der zu kleinen verläßlichen Zahlen) das Verhalten der Kinder vor Epilepsiebeginn nicht beurteilt werden.

---

[4] Frl. D. FREUDENBERG, Diplom-Psychologin, und Frau Dr. med. JENSEN, die bei einem großen Teil unserer Kinder eingehende psychologische Untersuchungen durchgeführt haben, sei für ihre wertvolle Mitarbeit vielmals gedankt.

[5] Auch GASTAUT u. Mitarb. (1966) fanden bei getesteten Kindern selten einen IQ über 90 und betonen, daß sie Intelligenzstörungen und Schwachsinn verschiedener Grade bei Kindern mit „Lennox-Syndrom" „fast immer" festgestellt haben.

[6] Einen gleich hohen Prozentsatz von Debilität vor Epilepsiebeginn fand SOREL.

Ist die Prognose nun ebenso schlecht, wie der Stand der psychischen Entwicklung und des Verhaltens unter der Erkrankung erwarten läßt? Um diese Frage zu beantworten, mußten die Kinder gesondert beurteilt werden, die längere Zeit anfallsfrei geblieben sind. Der psychische Status kann — besonders während der schlechten Phasen der Erkrankung, bei larvierten Petit-Mal-Staten und unter (hochdosierten) antiepileptischen Medikamenten — oft nur sehr unsicher beurteilt werden, und diese Unsicherheiten sind in die Tabelle 7 mit eingegangen.

In der folgenden Tabelle 8 sind die Kinder hinzugefügt, die mehr als 1 Jahr (meistens 1¹/₂ bis fast 2 Jahre) anfallsfrei geblieben sind; ihre Zahl ist leider auf weniger als ¹/₃ des Ausgangskollektivs geschrumpft, d. h. mehr als ²/₃ unserer Kinder hatten

Tabelle 8. *Psychische Befunde im Verlauf der Epilepsie bei Kindern mit myoklon.-astatischen Anfällen*

Verlauf	Zahl der Fälle	Psychomotorische Entwicklungsverzögerung bzw. Intelligenzstörung	hirnorganische Verhaltensstörung
vor Epilepsiebeginn	76	38%	?
unter der Erkrankung	82	53%	50%
nach 1jähriger Anfallsfreiheit	26	35%	8%

zum Zeitpunkt der Auswertung noch Anfälle bzw. waren nicht länger als 1 Jahr anfallsfrei gewesen. Der psychische Zustand dieser anfallsfreien Kinder wird auf Tabelle 8 in Beziehung gesetzt zum Entwicklungsstand vor der Erkrankung. Nun zeigt sich, daß nach dem (vorläufigen) Sistieren der Anfälle der Status quo ante wieder erreicht ist hinsichtlich der Intelligenz-Entwicklung; eine wesentliche Besserung scheint bezüglich der epileptischen Wesensveränderung eingetreten zu sein. Diese Tabelle vermittelt aber ein zu optimistisches Bild, sind es doch überwiegend die leichten und günstigen Verläufe, die vom gemeinsamen Start aller, auch der schweren Verläufe her zuerst am Ziel der Anfallsfreiheit angelangt sind und zur Beurteilung kommen.

Tabelle 9. *Psychische Befunde im Verlauf der Epilepsie bei 26 Kindern mit myoklon.-astatischen Anfällen und mehr als 1jähriger Anfallsfreiheit*

Verlauf	Zahl der Fälle	Psychomotorische Entwicklungsverzögerung bzw. Intelligenzstörung	hirnorganische Verhaltensstörung
vor Epilepsiebeginn		27%	?
unter der Erkrankung	26	31%	32%
nach 1jähriger Anfallsfreiheit		35%	8%

In Tabelle 9 wurden deshalb nur die anfallsfrei gewordenen Kinder in ihrem psychischen Verlauf von der prämorbiden Phase an beurteilt. Die Zahlen lassen jetzt eine Tendenz zur Verschlechterung der Intelligenz-Leistungen erkennen, bestätigt wird die deutliche Tendenz zur Besserung der Wesensänderung nach erzielter Anfallsfreiheit. Beide Tatsachen sind von allen schwerer verlaufenden Epilepsieformen her gut bekannt; insbesondere weiß der Pädiater, daß die oft so starke Wesensänderung unter der Erkrankung sich nach Anfallsfreiheit oder schon allein nach Absetzen oder Änderung der antiepileptischen Therapie erheblich bessert.

Zusammenfassend kann gesagt werden, daß bereits vor Epilepsiebeginn sicher mehr als ¹/₃ der Kinder keinen altersgemäßen psychomotorischen Entwicklungsstand zeigt, was auf eine organische Hirnschädigung hinweist, und daß unter der Erkrankung ihre Zahl auf die Hälfte der Fälle ansteigt. Für einen Teil dieser Kinder kann erwartet werden, daß die Verschlechterung reversibel ist und nach Anfallsfreiheit ein der prämorbiden Phase proportionaler Entwicklungsstand wiederhergestellt ist. Bezüglich der oft sehr störenden erethischen Wesensveränderung kann nach Anfallsfreiheit mit einer erheblichen Besserung gerechnet werden — abgesehen davon, daß ja das häufige erethische Syndrom mit zunehmendem Kindesalter eine spontane Rückbildung oder eine Umwandlung in ein enechetisches Syndrom zeigt, das dann die weitere soziale Anpassung weniger beeinträchtigt.

XIV. Weitere Befunde

Tabelle 10 unterrichtet über die übrigen bei unseren Kindern erhobenen Befunde. Die Reihenfolge der Aufstellung ergibt zugleich ein Maß für die Ergiebigkeit der Untersuchungsmethoden: An der Spitze rangiert die Luftencephalographie mit

Tabelle 10. *Untersuchungsergebnisse bei myoklonisch-astatischem Petit Mal*

Rö-Schädel-Befunde (76 F.) path. 8 F. = 10⁰/₀	Mikrocephalie	3
	Hyperostosis interna	2
	Hemihypoplasie	1
	M. Bourneville	1
	Meningocele occipit. (Reese-Syndrom)	1
Ophthalm. Befunde (76 F.) path. 8 F. = 10⁰/₀	Strabismus	6
	Opticusatrophie	1
	M. Bourneville	1
	Reese-Syndrom	1
	Kernkatarakt	1
	chorioretin. Herd	1
Neurolog. Befund (82 F.) path. 15 F. = 18⁰/₀	(latente) Hemiplegie	3 ⎫ infantile
	Diplegie Little	1 ⎪ Cerebral-
	Hypotonie Foerster	2 ⎬ parese
	cerebellares Syndrom	3 ⎭ 7 F.
	Ertaubung	1
	sonst. isolierte Symptome	5
Pneumencephalographie (41 F.) path. 13 F. = 32⁰/₀	einseitige Seitenventrikelerweiterung .	8
	Hydrocephalus verschied. Grades . .	4
	M. Bourneville	1

dem höchsten Prozentsatz pathologischer Veränderungen, gefolgt von den Untersuchungsergebnissen der neurologischen, röntgenologischen und ophthalmologischen Untersuchung. Allen diesen Untersuchungsmethoden gegenüber hat sich aber die

Elektrencephalographie als weit überlegen gezeigt: 100% der Kinder zeigten hier, wenn auch nicht bei der I. Ableitung, so doch nach relativ kurzem EEG-Verlauf pathologische Befunde, und bei fast allen (außer einem einzigen Fall) waren spezifische Veränderungen, d. h. hypersynchrone Aktivität („Krampfpotentiale") nachweisbar (s. S. 29).

XV. Ätiologie

Die ätiologischen Faktoren, die für unsere symptomatischen Epilepsien sicher nachzuweisen waren oder mit großer Wahrscheinlichkeit in Frage kamen, sind in Tabelle 11 zusammengestellt.

Tabelle 11. *Ätiologische und pathogenetische Faktoren bei symptomatischen Epilepsien gesicherter, wahrscheinlicher und unbekannter Ätiologie. 82 Kinder mit myoklonisch-astatischen Anfällen*

1. Symptomatische Epilepsie	gesicherter	wahrscheinlicher	Ätiologie	19 Fälle = 23%
Pränatale Hirnschäden	3	2	Catar. congen., Eklampsie der Mutter Dyssynergia cerebell. myoclonica, Reese-Syndrom, tub. Hirnsklerose	
Perinatale Hirnschäden	5	4	Geb. trauma, Asphyxie, Icterus gravis	
Postnatale Hirnschäden	—	5	Encephalitis, Encephalopathie, unklarer degen. Hirnprozeß	

2. Symptomatische Epilepsie unbekannter Ätiologie		35 Fälle = 43%
mit Anhalt für leichten organ. Hirnschaden 28 mit Anhalt für schweren organ. Hirnschaden 5 nur konstanter EEG-Herd 2	epileptog. EEG-Herd . . . . 10 pathol. PEG . . . . 6 neurolog. Sympt. . . . . . . 5 fokale Anfälle . . . . 5 psychomot. Entwicklungsverzög. vor Epilepsiebeginn 21	

3. Idiopathische Epilepsie	28 Fälle = 34%

Als Seltenheit besonders erwähnenswert ist ein Fall von Dyssynergia cerebellaris myoclonica, jener von R. Hunt 1921 beschriebenen degenerativen Systemerkrankung des Nucleus dentatus und der Bindearme. Unser jetzt 10jähr. Pat. hat neben asynchronen, asymmetrischen und asynergistischen Myoklonien ein cerebellares Syndrom in Form von Kopfwackeln, starkem Intentionstremor, Sprachstörung, Muskelhypotonie und Koordinationsstörung bes. der Hände, dazu seit dem 4. Lebensjahr typische myoklonisch-astatische Anfälle ohne Grand Mal mit einem Sharp-slow-wave-Muster im EEG.

Als weitere Rarität befindet sich unter unserem Patientengut ein Fall von familiärem Reese-Syndrom (kongenitale encephalo-ophthalmische Dysplasie). Das Syndrom ist auch bei 2 Geschwistern und der Mutter erkennbar, aber nur unser Pat. hat eine Epilepsie mit typischen myoklonisch-astatischen Anfällen und Grand Mal.

Endlich soll noch auf den einen Fall von tuberöser Hirnsklerose hingewiesen werden; die Epilepsie dieses Jungen begann im 11. Lebensmonat mit Nickanfällen (ohne Blitz- und

Salaam-Krämpfe). Gerade diese Art von Phakomatose liefert häufig ein sehr reichhaltiges
Anschauungsmaterial zum Studium der verschiedenen Anfallsbilder myoklonisch-astatischer
Anfälle (Fallbeispiel Nr. 62, S. 116).

Bei dem größeren Teil der symptomatischen Epilepsien konnte die Ursache nicht
geklärt oder wahrscheinlich gemacht werden. Die Faktoren, auf Grund deren ein
symptomatisches Geschehen angenommen werden mußte, dessen Ätiologie uns un-
bekannt blieb, sind in der Tabelle 11 zusammengestellt.

Der Rest der Fälle (34%) sind idiopathische oder sog. „genuine" Epilepsien,
d. h. Kinder, bei denen keine organische Hirnschädigung nachzuweisen war, weder
auf Grund der neurologischen und funduskopischen Untersuchung, noch des Luft-
encephalogrammes, Kinder, die niemals fokale Anfälle entwickelt und die keine
Verzögerung ihrer psychomotorischen Entwicklung vor Epilepsiebeginn gezeigt hatten, wie überhaupt ihre Anamnese insgesamt keine ätiologischen Hinweise enthielt
und auch die weiteren klinischen Untersuchungen negativ ausgefallen waren (routine-
mäßige Suche nach Stoffwechselanomalien mit Hilfe des Urin-Aminosäuren-Papier-
chromatogramms, serologische Untersuchung auf Toxoplasmose und Lues). Alle idiopathischen Fälle haben auch niemals einen echten Herdbefund im EEG gezeigt (über
Pseudofoci s. S. 62).

Zusammen hatten also 2/3 (66%) unserer Kinder symptomatische Epilepsien.
Der Vergleich mit anderen Petit Mal-Verlaufsformen zeigt, daß innerhalb des
Patientengutes unserer Klinik die Kinder mit myoklonisch-astatischen Anfällen be-
züglich des Verhältnisses symptomatischer zu idopathischer Epilepsie dem Propulsiv
Petit Mal näher stehen als den beiden anderen Petit Mal-Verlaufsformen:

Petit Mal-Verlaufs- formen	symptom. Epilepsie
Propulsiv-Petit Mal-Epilepsie (BAMBERGER u. MATTHES)	88%
Myoklonisch-astatisches Petit Mal	66%
Pyknolepsie (MATTHES; WEBER)	8%
Impulsiv-Petit Mal-Epilepsie (JANZ u. CHRISTIAN)	0%

GASTAUT u. Mitarb. (1966) fanden ähnlich wie wir 70% „sekundäre" Formen
(„Lennox-Syndrom" nach vorangegangener Hirnschädigung), während SOREL an
Hand von wesentlich kleineren Fallzahlen nur in 45% symptomatische Epilepsien
feststellte und DOOSE (1964) nur bei 30% seiner Kinder mit „akinetischen" Anfällen einen Hinweis auf eine cerebrale Vorschädigung ermittelte. LIVINGSTON dagegen betont, daß akinetische Anfälle „fast gänzlich" bei Patienten mit angeborener
oder erworbener Hirnschädigung vorkämen.

Die Beziehung zwischen Verlaufsschwere, Erkrankungsalter und symptomatischer
Epilepsie erläutert Tab. 22, S. 90).

XVI. Heredität

A. Familiäre Epilepsiebelastung

Die 82 Probanden unseres Kollektivs stammen aus 80 Familien; bei 13 dieser
80 Familien (16%) lag eine Erkrankung an Epilepsie bei Eltern, Geschwistern oder
weiteren Verwandten I. und II. Grades vor, eine Erkrankung nur von Eltern oder

Geschwistern ließ sich bei 9 Familien (11%), eine Erkrankung an Gelegenheitskrämpfen in 10 von 80 Probandenfamilien (12,5%) feststellen, Erkrankungen an Epilepsie und Gelegenheitskrämpfen zusammen genommen in 23 von 80 Familien (29%). Die familiäre Epilepsiebelastung unserer Verlaufsform zeigt also keine Besonderheiten gegenüber der allgemeinen Epilepsiebelastung (vgl. BAMBERGER u. MATTHES, 1959) und stimmt mit den Erfahrungen von BRIDGE (13% familiäre Epilepsiebelastung bei „akinetischen" Anfällen) und denen von GASTAUT u. Mitarb. (1966) überein (14% epileptische Heredität bei „Lennox-Syndrom").

Tabelle 12. *Familiäre Anfallsbelastung bei 82 Kindern mit myoklonisch-astatischen Anfällen aus 80 Familien in Zahl der Fälle. In Klammern: Familiäre Belastung der 24 Probanden mit idiopathischer Epilepsie*

Familiäre Belastung mit	bei		
	Eltern	Geschwistern	weiteren Verwandten
Epilepsie	5 (2)	5 (4)	5 (1)
Gelegenheitskrämpfen	3 (—)	4 (1)	6 (2)
Epilepsie und Gelegenheitskrämpfen	— (—)	— (—)	— (—)

Trennt man die Probanden unseres Kollektivs mit idopathischen Epilepsien ab, so konnte bei ihnen eine Epilepsiebelastung in 6 von 24 Familien (25%) erfragt werden; mit einer Ausnahme waren stets Eltern oder Geschwister in der Familie an Epilepsie erkrankt. Das ist ein relativ hoher Prozentsatz, der aber mit dem Fehler der kleinen Zahl belastet ist.

Eine *homologe* Familienerkrankung der gleichen Epilepsie-Verlaufsform ließ sich nur innerhalb der Geschwistergruppe auffinden (s. Tab. 13), und zwar in 3 von den 5 Geschwistern der Tabelle 12. Nahezu völlig identisch war der Verlauf des myoklonisch-astatischen Petit Mal mit Grand Mal bei dem älteren Bruder von Fall Nr. 61 (s. Fallbeispiel); bei ihm war allerdings zu dem Zeitpunkt, da sein jüngerer Bruder in unsere Behandlung kam, schon mehrjährige Anfallsfreiheit eingetreten. Deshalb liegt von ihm auch kein EEG-Befund aus der Krankheitsphase vor, und wir sind in der Beurteilung des Verlaufs ganz auf die Angaben der allerdings intelligenten und sehr zuverlässigen Eltern angewiesen. Die gesunde Mutter dieses Brüder-Paares selbst zeigt im EEG eine unspezifische paroxysmale Störung (s. EEG-Abb. 47, S. 75).

Die Verläufe der beiden anderen Geschwister-Paare zeigen Varianten: Die jeweils jüngeren Geschwister (Nr. 37 und 55) gehören der „Kerngruppe" (s. S. 89) unseres Kollektivs an mit Erkrankungsbeginn im typischen bzw. frühen Alter mit multiformen Anfallsbildern und schwerem Verlauf; die jeweils älteren Geschwister (Nr. 38 und 54) der „Randgruppe" (s. S. 89) mit leichtem bis mittelschwerem Verlauf, relativ spätem Erkrankungsbeginn und mehr uniformen Anfallsbildern von mildem oder heftigerem myoklonischen Charakter mit sehr kurzdauernden Absencen.

Die Mutter des einen Geschwister-Paares (Nr. 37/38) hat ebenfalls eine Epilepsie (Aufwach-Grand Mal) mit raschen regelmäßigen Spike-waves im EEG (Abb. 48); wegen dieses EEG-Befundes besteht der begründete Verdacht, daß auch bei ihr eine Petit Mal-Form abgelaufen ist. Bei wiederholtem gezielten Befragen war aber nichts über kleine Anfälle im jetzigen oder im Kindesalter zu erfahren.

Tabelle 13. *Synopsis des Epilepsieverlaufs bei 3 Geschwistererkrankungen nebst Ergebnissen der Familienuntersuchungen (GM = Grand Mal; SW = Spike-wave)*

Name Nr.	Lothar P. Nr. 38 11 J.	Michael P. Nr. 37 8^1/$_4$ J.	Stefan Th. Nr. 55 4^1/$_2$ J.	Birgit Th. Nr. 54 11^1/$_2$ J.	Klaus W. Nr. 61 3^1/$_2$ J.	Rainer W. (zu Nr. 61) 9 J.
Alter b. 1. kl. Anfall	5^1/$_4$ J.	1^4/$_{12}$ J.	3^1/$_4$ J.	4^1/$_2$ J.	2^1/$_2$ J.	3^1/$_2$ J.
Anfallsbild	uniform mild myoklon.	multiform myokl.-astat.	multiform myokl.-astat.	uniform heftig myoklon.	multiform myokl.-astat.	multiform myokl.-astat.
Grand Mal: Schlaf-Wach-Cyclus u. Anfallszahl	—	—	GM-Vorspiel Schlafbindg. ca. 200 Anf.	Hinzutreten Aufwachbindg.? 10 Anf.	GM-Vorspiel diffus 8 Anf.	GM-Vorspiel diffus „viel", Grand-Mal-Status
EEG	irreg. SW und rasches SW-Muster	irregul. SW	SW-Variant u. irreg. SW	irreg. SW und rasches SW-Muster	SW-Variant u. irreg. SW	? jetzt: parox. Zwischenwellen
Psych. Befund Intellig. Wesensänd.	Grenzbefund —	debil-imbez. stark ereth.	Grenzbefund? leicht enechet.	Grenzbefund enechetisch	Grenzbefund Grenzbefund	normal —
Therapie	relativ resistent		relativ resistent		resistent	„resistent" → anfallsfrei
Verlauf	leicht-mittelschwer	schwer	schwer, Petit Mal-Staten	leicht-mittel-schwer, Petit Mal-Staten	schwer, Petit Mal-Staten	schwer, Petit Mal-Status?
bisherige Verlaufs-dauer	5 J., noch Anfälle	6^1/$_2$ J., noch Anfälle	2^1/$_2$ J., noch Anfälle	7^1/$_2$ J., noch Anfälle	1 J., noch Anfälle	2 J., seit 4 J. anfallsfrei
Diagnose	symptom. Epil. (epil. Herd temporal)	symptom. Epil. (Entw.verz. vor Epil.-beginn	idiop. Epil.	idiop. Epil.	idiop. Epil.	idiop. Epil.
Eltern	Mutter: GM-Aufwach-Epil., rasche SW (kein Anhalt f. Petit Mal)		o. B.		Mutter: paroxys. Thetawellen	
weitere Geschwister	Schwester: diffuse Dysrhythmie		keine		Schwester: o. B.	

Trotz dieser starken genetischen Komponente mußten wir bei ihren beiden Söhnen (Nr. 37/38) eine symptomatische Epilepsie diagnostizieren, denn ihr jüngerer Sohn zeigte eine ausgeprägte Entwicklungsverzögerung bereits vor Epilepsiebeginn und ist jetzt, ohne daß Grand Mal-Anfälle oder Petit Mal-Staten aufgetreten sind, als debil bis imbezill zu bezeich-nen; ihr älterer Sohn hat trotz rascher, regelmäßiger Spike-waves im EEG (Abb. 20, S. 40) einen davon ganz unabhängigen, zeitweilig hochaktiven epileptogenen Sharp-wave-Focus einseitig temporal vorn. Für beide Faktoren — Entwicklungsverzögerung vor Epilepsiebeginn und epileptogener Herd — enthält die Anamnese dieser Brüder keine ätiologischen Hinweise.

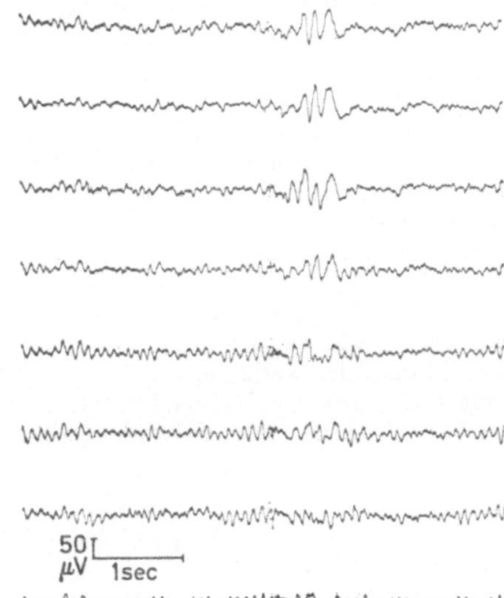

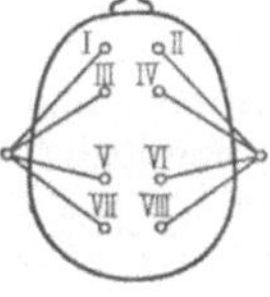

Abb. 47. Mutter von Fall 61, 42 J. alt, klinisch gesund. Spontane kurze Theta-Wellen-Ausbrüche unvollständig generalisiert. Wach-EEG mit Augenschluß

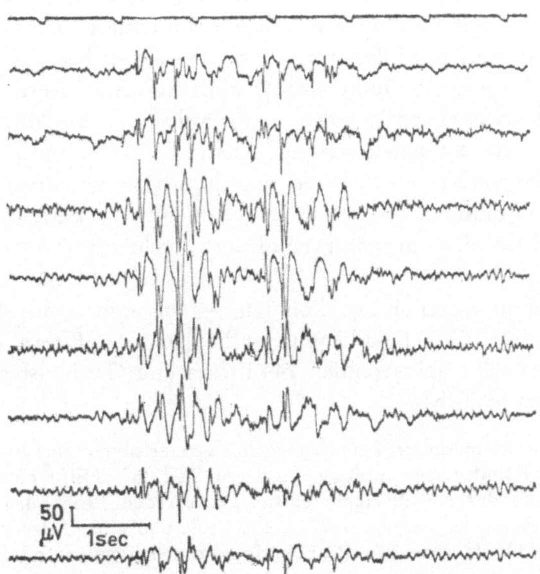

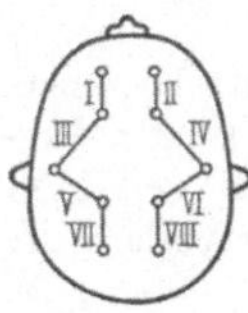

Abb. 48. Mutter der Brüder P. (Fälle Nr. 37/38), 44 J. alt, mit Aufwach-Grand Mal-Epilepsie ohne Anhalt für Petit Mal. Spontane Ausbrüche rascher Spike-waves, subklinisch. Wach-EEG mit Augenschluß

Diese 3 Geschwister-Erkrankungen zeigen die Altersabhängigkeit der Petit Mal-
Verläufe sehr schön: Je früher der Epilepsiebeginn, desto schwerer der Verlauf, desto
multiformer die Anfallsbilder. Sie zeigen zugleich die Altersabhängigkeit der
„Krampf"potential-Befunde im EEG: Nur die jeweils älteren Geschwister (Nr. 38
und Nr. 54) haben — neben irregulären Spike-waves — regelmäßig rasche Spike-
waves und keine langsamen Muster wie die jüngeren Geschwister (Nr. 55 u. Nr. 61),
die hinwiederum keine raschen regelmäßigen Spike-waves haben.

Die beiden älteren Geschwister (Nr. 38 u. Nr. 54) stehen im Grunde zwischen allen
Petit Mal-Verlaufsformen; für unsere Verlaufsform ist ihre astatische Komponente zu abortiv
oder fehlt, für eine echte Pyknolepsie ist das Anfallsbild nicht charakteristisch (kurze „impulsive Absencen", s. S. 15), außerdem fehlen regelmäßige 3/sec-Spike-waves; für ein Impulsiv-Petit Mal ist die Anfallsdauer relativ lang und im Anfalls-EEG fehlen die Polyspike-
waves. Sie entsprechen — in Anlehnung an JANZ u. CHRISTIAN — am ehesten einem „indifferenten Petit Mal", das nosologisch zwischen diese 3 genannten Petit Mal-Verlaufsformen
einzuordnen wäre (s. S. 94). Dennoch zeigt die Tatsache der Geschwistererkrankung, die relative Schwere der Verläufe, die Gemeinsamkeit der Therapieresistenz und die Neigung zu
Petit Mal-Staten (Geschwister Nr. 54/55 und Nr. 61) die enge nosologische Verwandtschaft
der Verlaufsformen dieser Geschwistererkrankungen untereinander.

B. EEG-Familien-Untersuchungen [7]

Im Zusammenhang mit der Heredität und der genetischen Epilepsiebelastung
haben wir uns die Frage gestellt, ob das gemeinsame EEG-Merkmal unserer Gruppe,
nämlich generalisierte bilateral hypersynchrone Potentiale (entweder in Form des
Sharp-slow-wave-Musters oder der irregulären und atypischen Spike-waves oder der
seltenen 3/sec- und rascheren Spike-waves) auch bei den Eltern und Geschwistern
dieser Kinder nachzuweisen ist, ob also — in Anlehnung an METRAKOS u. METRA-
KOS — Anhaltspunkte zu gewinnen sind, daß die „zentrencephale" Störung im
EEG unserer Kinder vererbt wird, wobei wir die schwer zu entscheidende Frage un-
berücksichtigt lassen mußten, ob es sich in jedem unserer Fälle tatsächlich um eine
primär zentrencephale, d. h. primär generalisierte, vom Hirnstamm ausgehende Störung handelte.

Zur Beantwortung dieser Frage konnten — zusammen mit HERMANN — bei
67 Probanden-Familien EEG-Familienuntersuchungen von Eltern und Geschwistern
durchgeführt werden. Die existierenden 244 Eltern und Geschwister wurden zu 93%
erfaßt und abgeleitet (s. Tab. 14).

Die EEG-Untersuchung dieser Familienangehörigen erfolgte zum kleineren Teil in der
EEG-Abteilung der Klinik, beim weitaus größeren Teil mit Hilfe eines EEG-Aufnahme-
Wagens [8] am Wohnort der Angehörigen selbst. Wie bei den Probanden wurde mindestens
20 min lang abgeleitet, in der Regel ein Wach-EEG mit und ohne Augenschluß mit uni- und
bipolarer Ableitungstechnik. Von den Provokationsmethoden wurde stets die Hyperventila-

[7] Dieser Teil der Arbeit wurde — zusammen mit HERMANN — mit Unterstützung der
Deutschen Forschungsgemeinschaft durchgeführt.
[8] Der EEG-Aufnahmewagen wurde uns freundlicherweise von Herrn Prof. Dr. med.
F. VOGEL, Direktor des Humangenetischen Institutes der Universität Heidelberg, zur Verfügung gestellt. Ihm sowie Frl. E. SCHALT, die als EEG-Assistentin einen Teil der EEG
Ableitungen durchgeführt hat, und Herrn E. GEORGI als Fahrer, sei für ihre wertvolle Hilfe
gedankt.

tion vorgenommen, soweit es bei dem Alter der Geschwister möglich war, und in der Mehrzahl der Fälle auch die Photostimulation.

Tabelle 14. *Überblick über die Zahl der untersuchten Familienmitglieder und den Anteil der Fälle mit pathologischem EEG, stammend aus 67 Familien von Probanden mit myoklonischastatischem Petit Mal und generalis. Spike-waves verschiedener Form im EEG, mit und ohne fokale EEG-Befunde. In Klammern: Anteil der jünger als 10jährigen Geschwister*

Verwandtschafts-grad	Gesamt-zahl	davon untersucht	davon pathol. EEG	% der Unters.
Väter	67	63	3	4,6%
Mütter	67	66	3	
Brüder	47	42 (25)	7 (6)	22,4% (21,5%)
Schwestern	63	56 (35)	15 (7)	
Summa	244	227 (60)	28 (13)	12,4%

Tabelle 15. *Anteil patholog. EEG-Befunde bei Familienmitgliedern von 52 Probanden mit myoklonisch-astatischem Petit Mal und stets nur generalis. Spike-waves verschiedener Form. In Klammern: Anteil der jünger als 10jährigen Geschwister*

Verwandtschafts-grad	Gesamt-zahl	davon untersucht	davon pathol. EEG	% der Unters.
Väter	52	50	3	4,5%
Mütter	52	51	2	
Brüder	35	32 (19)	5 (5)	22,3% (21,9%)
Schwestern	48	44 (22)	12 (4)	
Summa	187	177 (41)	22 (9)	12,4%

Tabelle 16. *Anteil pathol. EEG-Befunde bei Familienmitgliedern von 24 Probanden mit myoklonisch-astatischem Petit Mal ohne Anhalt für Hirnschädigung (idiopath. Epilepsien) und stets nur generalis. Spike-waves verschiedener Form im EEG. In Klammern: Anteil der jünger als 10jährigen Geschwister*

Verwandtschafts-grad	Gesamt-zahl	davon untersucht	davon pathol. EEG	% der Unters.
Väter	24	24	1	6,2%
Mütter	24	24	2	
Brüder	16	14 (7)	2 (2)	21,2% (13,5%)
Schwestern	21	19 (8)	5 (0)	
Summa	85	81 (15)	10 (2)	12,4%

Zugleich wurde von jedem, auch dem nicht für eine EEG-Untersuchung zur Verfügung stehenden Familienmitglied eine eingehende Anamnese erhoben, aber keine klinische Untersuchung durchgeführt.

In 12,4% der 227 Eltern oder Geschwister wurden bei sehr kritischer Sichtung, die Grenzbefunde ausschloß, pathologische Befunde erhoben (Tab. 14) [9]; über die Art dieser pathologischen Befunde unterrichtet Tabelle 17 a.

Die Ergebnisse waren insofern enttäuschend, als nur bei 4 Fällen (1,8%) generalisierte Spike-wave-Ausbrüche gefunden werden konnten, nämlich bei einer Mutter (= 0,8% der Eltern, Abb. 48) und 3 Geschwistern (= 3,1%, Tab. 17 b), und nur bei einem einzigen dieser 4 Fälle handelt es sich um ein anamnestisch gesundes Familienmitglied ohne Anhalt für Anfallsleiden, also um eine latente Epilepsie — bei den

Tabelle 17 a. *Aufschlüsselung der bei 28 Familienmitgliedern aus 67 Probandenfamilien festgestellten pathologischen EEG-Befunde in Zahl der Fälle*

EEG-Befunde	Väter	Mütter	Brüder <10 J.	Brüder >10 J.	Schwestern <10 J.	Schwestern >10 J.
Hypersynchrone Potentiale generalis. (Spike-waves)	—	1	1	—	①	1
unspezifische paroxys. Störung generalisiert > bilateral umschrieben	—	2	6	1	6	4
nicht paroxysmale Allgemeinveränderungen	2	1	2	—	3	4
Hyperventilationsveränderungen (unspezifisch)	1	1	3	—	2	3
Herdbefunde, spezifisch (epil. Herd),	—	—	—	—	①	1
unspezifisch	1	—	—	—	—	—

◯ = Latente Epilepsien.

Tabelle 17 b. *Anteil von Spike-wave-Befunden im EEG der Familienmitglieder von 67 Probanden mit symptomatischem und idiopathischem myoklonisch-astatischem Petit Mal und generalisierten Spike-waves verschiedener Form im EEG mit und ohne fokale EEG-Befunde*

Verwandtschaftsgrad	Zahl der untersuchten Fälle	Zahl der Fälle mit Spike-waves	%
Väter	63	—	
Mütter	66	1 (Abb. 48)	
Eltern	129	1	0,8%
Brüder	42	1	
Schwestern	56	2	
Geschwister	98	3	3,1%
Gesamtzahl	227	4	1,8%

[9] Herr Priv.-Doz. Dr. med. W. CHRISTIAN, Universitäts-Nervenklinik Heidelberg, war dankenswerterweise bei der Beurteilung von Grenzbefunden und pathologischen Befunden von Erwachsenen-EEG behilflich.

anderen 3 Fällen war die Epilepsie bereits vor der EEG-Familien-Untersuchung bekannt.

Dieser einzige Fall ist die 3jährige Schwester des Probanden Nr. 80 (s. Fallbeispiel); sie zeigte spontan und durch Photostimulation provozierbare, stets subklinische, generalisiert oder bioccipital auftretende irreguläre Spike-waves.

Tabelle 17 c. *Anteil unspezifisch-paroxysmaler Störungen im EEG der Familienmitglieder von 67 Probanden mit symptomatischem und idiopathischem myoklonisch-astatischem Petit Mal und general. Spike-waves verschiedener Form im EEG mit und ohne fokale EEG-Befunde*

Verwandt-schaftsgrad	Zahl der untersuchten Fälle	Fahl der Fälle mit unspez. paroxysmaler Störg.	%
Väter	63	—	
Mütter	66	2 (Abb. 47)	
Eltern	129	2	1,5%
Brüder	42 (25)	7 (6)	
Schwestern	56 (35)	10 (6)	
Geschwister	98 (60)	17 (12)	17,3% (20,0%)
Gesamtzahl	227	19	8,4%

Tabelle 17 d. *Anteil von Spike-wave-Befunden im EEG der Familienmitglieder von 24 Probanden mit idiopathischem myoklonisch-astatischem Petit Mal ohne Anhalt für Hirnschädigung und stets nur generalisierten Spike-waves verschiedener Form im EEG*

Verwandt-schaftsgrad	Zahl der untersuchten Fälle	Zahl der Fälle mit Spike-waves	%
Väter	24	—	
Mütter	24	1	
Eltern	48	1	2,1%
Brüder	14	—	
Schwestern	19	2	
Geschwister	33	2	6,1%
Gesamtzahl	81	3	3,7%

Größer ist der Prozentsatz paroxysmaler Störungen in Form bilateral-synchroner Theta-Wellen entweder generalisiert oder umschrieben parieto-occipital, die zusammen bei 19 Fällen nachgewiesen wurden (8,4%, Tab. 17 c) (Abb. 47).

Alle anderen Befunde sind zahlenmäßig gering oder — wegen ihres fokalen Charakters oder ihrer noch größeren Unspezifität — hinsichtlich der Fragestellung uninteressant, z. B. der 2. Fall von latenter Epilepsie mit einem epileptogenen temporalen Focus.

Dabei handelt es sich um die 9jährige Schwester unseres einzigen Falles von M. Bourneville (Fallbeispiel Nr. 62); sie bot einen charakteristischen, hochaktiven epileptogenen einseitigen Temporallappen-Focus und war klinisch gesund, wie die bei ihr vorgenommene ein-

gehende ambulante Durchuntersuchung ergab, die natürlich die Durchführung eines PEG
ausschloß. Möglicherweise liegt aber doch eine bisher klinisch stumme tuberöse Hirnsklerose
als Ursache dieser Herdbildung vor.

Im Bestreben, vielleicht eine „reinere" genetische Gruppe herauszufinden, wurden
die Familienangehörigen der Probanden abgetrennt, die außer dem EEG-Merkmal
„generalisierte langsame oder rasche Spike-waves" auch einen konstanten Herdbefund
im EEG oder eine bereits bekannte hereditäre Erkrankung boten (M. Bourneville,
Reese-Syndrom, Dyssynergia Hunt). Übrig blieben 52 Probanden (s. Tab. 15) mit
stets nur generalisierten verschiedenartigen Spike-waves im EEG; im Prozentsatz
pathologischer EEG-Befunde bei den Familienmitgliedern ist aber keine Änderung
eingetreten.

Diese Probanden-Gruppe enthält sowohl symptomatische wie idiopathische Epilepsien. In Anlehnung an METRAKOS u. METRAKOS beurteilten wir schließlich gesondert die „reinen" idiopathischen Epilepsien ohne Anhalt für Hirnschädigungen mit
stets generalisierten verschiedenartigen Spike-waves im EEG (24 Probanden, s. Tab.
16); wiederum ist keine Änderung im Prozentsatz pathologischer EEG-Befunde bei
Eltern oder Geschwistern eingetreten. METRAKOS u. METRAKOS, ausgehend vom EEG-
Merkmal „typische oder atypische 3/sec-Spike-waves" bei ihren Probanden ohne Anhalt für symptomatische Epilepsie („no obvious neuropathology to account for their
seizures"), fanden dagegen bei 7,7⁰/o der Eltern und 37⁰/o der Geschwister das gleiche
EEG-Merkmal wieder.

MATTHES u. WEBER, die genetische EEG-Untersuchungen bei Eltern und Geschwistern von 107 Probanden mit Pyknolepsien und — im Gegensatz zu METRAKOS
u. METRAKOS — mit stets nur typischen 3/sec-Spike-waves durchführten (zu 92⁰/o
handelte es sich dabei um idiopathische Epilepsien), entdeckten bei insgesamt 5,8⁰/o
der Familienangehörigen dieses EEG-Merkmal (9,2⁰/o der Geschwister und 2,5⁰/o der
Eltern).

Wir fanden unter unseren idiopathischen Epilepsien nur bei 3 Familienmitgliedern unser EEG-Merkmal wieder (= 3,7⁰/o), nämlich bei einer Mutter (von 48 Eltern)
und bei 2 Geschwistern (von 33 Geschwistern = 6⁰/o) — bei allen 3 Fällen war die
Epilepsie bereits bekannt (Tab. 17 d).

Da die Untersuchungsergebnisse hinsichtlich des Merkmals „Spike-wave-Variant
und irreguläre Spike-waves" wenig ergiebig waren, haben wir geprüft, ob vielleicht
das 2. Merkmal unserer Probanden, das zwar unspezifisch ist, aber häufig anzutreffen war und von DOOSE u. Mitarb. (1967) als Symptom einer genetisch bedingten
Krampfbereitschaft zentrencephalen Typs angesehen wird, nämlich die bilateral-synchronen Theta- und Delta-Rhythmen häufiger aufzufinden ist, insbesondere bei den
jünger als 10 Jahre alten Geschwistern, die sich im Prädilektionsalter für eine Petit
Mal-Verlaufsform befinden.

Tabelle 17 c zeigt, daß bei 8,4⁰/o aller untersuchten Familienmitglieder dieses
paroxysmale unspezifische Merkmal gefunden wurde, und zwar ganz überwiegend
bei den Geschwistern (zu 17,3⁰/o) [10] — bei den jünger als 10jährigen Geschwistern nicht

---

[10] Diese Zahlen entsprechen nach den Untersuchungen von DOOSE u. Mitarb. (1967) einer
Durchschnittsverteilung in der Gesamtpopulation. Sie fanden bilaterale Theta- und Delta-
Rhythmen in 10⁰/o—20⁰/o der Fälle einer Kontrollgruppe hirngesunder Kinder (2—17 Jahre
alt), allerdings nur in der Altersgruppe 4—9 Jahre. Uns stand ein solches Kontrollkollektiv,
ausgewertet nach unseren Kriterien, nicht zur Verfügung.

signifikant höher (12 von 60 Geschwister = 20%) [10] als bei den älter als 10jährigen (5 von 38 Geschwistern = 13,1%). MATTHES u. WEBER fanden unspezifisch paroxysmale Störungen in einem insgesamt viel höheren Prozentsatz (17,3%), besonders bei den Eltern (19,8%) und Schwestern (19,7%) ihrer Pyknolepsie-Probanden.

Daß unsere EEG-Familienuntersuchungen im Vergleich zu den Ergebnissen von METRAKOS u. METRAKOS und zu denen von MATTHES u. WEBER weniger positive spezifische Befunde erbracht haben, mag abgesehen von der Verschiedenheit der Epilepsieformen u. a. folgende Gründe haben:

1. Die Zahl der Probanden ohne Hirnschaden mit allein vorhandenem EEG-Merkmal, also die idiopathische Gruppe mit stets nur zentrencephaler EEG-Störung war zu klein — nur 24 Fälle.

2. Diese Probanden hatten relativ wenig Geschwister — nur 33 Geschwister.

3. Von diesen 33 Geschwistern waren nur 15 unter 10 J. alt, also im Prädilektionsalter für das Auftreten unserer Petit Mal-Verlaufsform, in der bevorzugt das altersabhängige Auftreten von generalisierten spezifischen EEG-Veränderungen bei gesunden Geschwistern zu erwarten wäre, wenn das EEG-Merkmal genetisch bedingt ist.

Zusammenfassend kann für unser Kollektiv bezüglich der Heredität und der Genetik des EEG-Merkmals vorläufig gefolgert werden:

1. Der Prozentsatz manifest erkrankter Familienangehöriger liegt nach den anamnestischen Erhebungen nicht höher als bei anderen gemischten Epilepsie-Formen.

2. Es besteht vorerst kein Anhalt, daß das EEG-Merkmal „generalisierte langsame oder rasche Spike-waves bzw. Sharp-slow-waves" dominant vererbt wird, wie METRAKOS u. METRAKOS für ihr EEG-Merkmal „typische und atypische 3/sec-wave and spike" glauben annehmen zu können.

3. Für den größeren Teil unserer Kinder mit myoklonisch-astatischem Petit Mal ist eine Hirnschädigung Voraussetzung für die Manifestation ihrer Epilepsie; eine genetische Belastung tritt dem gegenüber zurück, ist aber in Einzelfällen deutlich erkennbar.

XVII. Medikamentöse Therapie

A. Kleine Anfälle

Die Therapie der myoklonisch-astatischen Anfälle gehört zu den schwierigsten Aufgaben der Epilepsiebehandlung. Ein großer Teil der Kinder erweist sich als völlig therapieresistent oder erwidert unsere therapeutischen Bemühungen mit nur geringen oder kurzfristigen Besserungen der Anfallsfrequenz oder nur flüchtigen Phasen der Anfallsfreiheit, so daß bei kritischer Beurteilung eher an spontane Verlaufsschwankungen gedacht werden muß.

Leider gibt es keine gezielte Therapie mit einer bestimmten Medikamentengruppe wie bei anderen Epilepsieformen. Dieser Meinung von BRIDGE müssen wir uns noch heute, nach fast 20 Jahren anschließen, obwohl inzwischen eine Reihe weiterer, auf andere Epilepsieformen gut wirksamer Medikamente entwickelt worden ist.

Auch LENNOX, für den ja das Ansprechen auf Oxazolidine ein konstituierendes Moment seiner Petit Mal-Trias gewesen war, eine Konzeption, die sich als nicht halt-

bar erwiesen hat und nur für die Pyknolepsie zutrifft, mußte eingestehen, daß gegenüber diesem Glied der Petit Mal-Trias oder des Petit Mal-Quartetts diese Medikamentengruppe weniger gut wirksam ist. LENNOX sah zwar — im Gegensatz zu anderen Therapeuten — eine Besserung bei fast $^2/_3$ seiner Patienten mit „astatischer Epilepsie", erzielte aber offenbar keine Anfallsfreiheit, und er betont, daß der in den
meisten Fällen zugrunde liegende Hirnschäden einen vollen Therapieerfolg verhin-
dere (LENNOX, 1960).

Glücklicherweise kommt dem oft verzweifelten therapeutischen Bemühen die Tendenz zur spontanen Besserung im Verlauf und mit zunehmendem Alter der Kinder
entgegen. Dieses Faktum muß bei der Betrachtung der Sparte „Anfallsfreiheit" unserer Tabelle 18 im Auge behalten werden. Hier sind alle Fälle aufgeführt, die unter
dem betreffenden Medikament anfallsfrei geworden sind und mehr als 1 Jahr (im
Durchschnitt 2—3 Jahre) anfallsfrei blieben. „Anfallsfreiheit" heißt hier „Anfallsfreiheit *unter* der Therapie", denn die Entscheidung „propter hoc" oder „post hoc"
war oft genug unmöglich.

Selbst bei den sehr günstigen und kurzzeitigen Verläufen unserer „Randgruppe"
(s. S. 89) mit meist mehrjähriger Anfallsfreiheit (15 Fälle) ist Kritik bei der Beurteilung des Therapieerfolges nötig. Hier erzielte meist das erste angewandte Medikament Anfallsfreiheit; das war in 8 Fällen mit Anti-Petit Mal-Mitteln wie Trimetha-
dione, Ethosuximide oder Mesuximide der Fall, in 4 Fällen aber trat rasche Anfallsfreiheit unter Primidone, Phenytoin oder Mephenytoin ein, bei denen es sich nicht
um „gezielte" Anti-Petit Mal-Mittel handelte — und in 3 Fällen wurden die Kinder
nach kurzem Verlauf *spontan* anfallsfrei (Katamnese 3—6 Jahre!).

Unter der Rubrik „Besserung" erscheinen alle Kinder, deren Anfallsfrequenz zu
mindestens 75% über einen Zeitraum von mehr als 6 Monaten gebessert wurde (ausgenommen die Behandlung mit ACTH oder Dexamethason — hier wurden auch
vorübergehende Besserungen unter der Therapie mit nachfolgenden Rezidiven als
Besserung im Sinne von „Ansprechen" gewertet) oder deren Anfälle weniger als
1 Jahr sistieren. Die Rubriken „ohne Effekt" und „Verschlechterung" verstehen sich
von selbst.

Tabelle 18 zeigt, daß fast das gesamte Repertoire der zur Verfügung stehenden
Antiepileptica eingesetzt worden ist. Nur die Stoffgruppen der Bromide und Carb-
amide sowie Coffein und Weckamine fehlen — die Zahl der Fälle war zu klein,
Erfolge wurden damit nicht gesehen.

Ergebnisse

1. Anti-Petit Mal-Mittel

Innerhalb der Gruppe der Oxazolidine („Tridione", „Petidiol", „Paradione")
konnte eine Besserung einschließlich der anfallsfrei gewordenen Fälle von 25% erzielt werden — im Gegensatz zu LENNOX, der über eine Besserung in 64% der Fälle
berichtet hat (1960).

Viel günstiger sind die Ergebnisse mit der Stoffgruppe der Succinimide
(Ethosuximide und Mesuximide zusammen genommen): 46% Versager stehen
40% Besserungen gegenüber, der Rest der Kinder wurde anfallsfrei. Unter den Ver-

sagern sind vereinzelte Kinder, die mit einer erschreckenden Verschlechterung und Entwicklung eines Petit Mal-Status reagierten!

Zur Beurteilung des kürzlich als Schlafmittel in den Handel gekommenen Benzodiazepin-Derivates „Mogadan" (Nitrazepam), einer Weiterentwicklung des „Valium"

Tabelle 18. *Ergebnisse der medikamentösen Therapie der myoklonisch-astatischen Anfälle (s. Text)*

1. Anti-Petit Mal-Mittel	Zahl der Fälle	anfalls-frei	Besserung	Prozentsatz anfallsfrei oder gebessert	ohne Effekt	Ver-schlech-terung	Prozentsatz ohne Effekt oder verschlechtert
1. Anti-Petit Mal-Mittel							
Oxazolidine	31	3	5	26%	22	1	74%
Succinimide							
Ethosuximide	54	8	24	} 54%	21	1	} 46%
Mesuximide	11	1	2		6	2	
Benzodiazepine							
„Valium"	15	1	3		9	2	
„Mogadan"	15	—	5	30%	7	3	70%
2. Weitere Medikamente							
Hydantoine							
Phenytoin	37	7	6	35%	22	2	65%
Hydantoin-Kombinationen	38	4	5	24%	24	5	76%
Mephenytoin	11	1	—	9%	10	—	91%
Primidone	61	12	9	34,5%	39	1	65,5%
Barbiturate							
Phenobarbital							
„Prominal"	43	1	4	12%	35	3	88%
„Maliasin"							
„Tegretal"	10	—	—	} 2%	8	2	} 98%
„Ospolot"	18	—	—		18	—	
„Diamox"	14	—	1		12	1	
3. Hormone							
ACTH	16	1	7	} 52%	5	3	} 48%
Dexamethason	11	1	5		5	—	

(Diazepam), ist die Zahl der Fälle noch zu klein. Nach Versuchen mit „Valium", dessen Wirkung zu flüchtig war, wird dieses Mittel z. Z. erprobt. Einigen Fällen mit erfreulicher Besserung stehen solche mit starker Verschlechterung gegenüber; offenbar hat die stärkere hypnotische Wirkung, die besonders bei Kombination mit Medikamenten der Hydantoin-, Primidone- und Barbiturat-Gruppe in den Vordergrund tritt, einen ungünstigen Effekt auf die Anfallsfrequenz.

Dennoch sehen wir z. Z. Nitrazepam als Mittel der ersten Wahl an, geben bei nicht überzeugender Wirkung Succinimid hinzu — auch GASTAUT u. Mitarb. (1966) sahen einen günstigeren Therapieeffekt mit dieser Kombination als mit Diazepam allein —, versuchen dann als 3. Mittel „Tridione" und wenden uns dann den weiteren Medikamenten zu.

Über die Therapie des Petit Mal-Statut mit „Valium" s. u.

2. Weitere Medikamente

Außerhalb der „gezielten" Anti-Petit Mal-Mittel haben sich das „reine", d. h. nicht mit anderen Stoffgruppen kombinierte Phenytoin und Primidone gegenüber den Hydantoin-Kombinationspräparaten und vor allem gegenüber der Barbiturat-Gruppe als überlegen gezeigt. Die von Doose (1964) gesehenen günstigen Erfolge mit „Maliasin" (ein Phenobarbital in chemischer Bindung mit einem Weckamin) konnten wir nicht bestätigen (von 13 Fällen wurde keines der Kinder anfallsfrei, bei 9 Fällen war „Maliasin" ohne Effekt).

3. ACTH und Corticosteroide

Wenn der Verlauf recht schwer ist und sich ein besonders heftiges „Crescendo" entwickelt, ist die Indikation zur Einleitung einer Hormontherapie gegeben. Durchschlagende und anhaltende Erfolge haben wir (im Gegensatz zur Therapie der BNS-Krämpfe) nicht gesehen, doch ist die Zahl der Fälle nicht groß. Therapeut und Eltern sind aber dankbar auch für kurzzeitige Phasen von Anfallsfreiheit oder Besserungen unter der stationär durchgeführten Therapie mit hochdosiertem ACTH oder Dexamethason, die oft noch einige Wochen oder Monate unter einer ambulanten Behandlung mit kleineren intermittierend gegebenen Dosen anhalten können.

Die restlichen Medikamente („Tegretal", „Diamox" und „Ospolot") haben sich als wirkunglos erwiesen.

B. Therapie des Petit Mal-Status

Die erste Maßnahme wird stets der Versuch sein, durch eine intravenöse Injektion — am besten unter gleichzeitiger EEG-Ableitungskontrolle — den Petit Mal-Status zu durchbrechen. Das Mittel der ersten Wahl ist hierbei „Valium", das zuerst 1963 von Bamberger u. Matthes (1966) in die Behandlung des Petit Mal- wie Grand Mal-Status mit schönem Erfolg eingeführt worden ist und keine ernsten Nebenwirkungen hat. Ist die Kupierung geglückt, empfiehlt sich, den Effekt mit peroralen „Valium"-Gaben und späterem Übergang auf „Mogadan" zu halten.

Ist aber die Wirkung des intravenösen „Valium" — auch bei wiederholter Anwendung — zu flüchtig, kann als Mittel der 2. Wahl „Tridione" intravenös eingesetzt werden. Beide Medikamente haben sich uns besser bewährt als die Versuche mit Barbituraten („Somnifen" i. v.) oder mit Phenytoin i. v.

Geling die intravenöse Kupierung des Petit Mal-Status nicht, muß durch intensive hochdosierte Langzeittherapie der oben angeführten Medikamente unter Einschluß von ACTH oder Corticosteroiden, eventuell auch mit gleichzeitiger Einleitung einer ketogenen Diät eine Durchbrechung angestrebt werden.

Niedermeyer u. Khalifeh haben außer mit „Tridione" auch mit „Diamox" erfolgreich behandeln können.

C. Therapie der großen Anfälle

Tabelle 19 zeigt, daß auch bei der Therapie des Grand Mal Primidone und Phenytoin, in zweiter Linie die Hydantoin-Kombinationspräparate der Barbituratgruppe, dem Mephenytoin und dem „Tegretal" überlegen sind.

Tabelle 19. *Ergebnisse der medikamentösen Therapie des Grand Mal bei myoklonisch-astatischen Anfällen*

Stoffgruppe	Zahl der Fälle	anfalls-frei	Besse-rung	Prozentsatz anfallsfrei oder gebessert	ohne Effekt	Ver-schlech-terung	Prozentsatz ohne Effekt oder verschlechtert
Hydantoine							
Phenytoin	24	9	3		12	—	
Hydantoin-Kombinationen	23	4	7	45%	12	—	55%
Mephenytoin	6	1	—		5	—	
Primidone	39	13	7	51%	19	—	49%
Barbiturate	28	1	5	21,5%	20	2	78,5%
„Tegretal"	6	—	1		5	—	

Daher ist ratsam, bei Kindern, die (noch) keine Grand Mal-Anfälle haben, aber wegen einer Hormon- oder Oxazolidin-Therapie eines Grand Mal-Schutzes bedürfen (Gefahr der medikamentösen Provokation von großen Anfällen), diese Medikamente vorzuziehen.

Wir sind nicht der Ansicht, daß in jedem Fall ein Grand Mal-Schutz obligatorisch ist, wenn keine Anfallskombination mit Grand Mal vorliegt. Die Therapie der kleinen Anfälle mit der Stoffgruppe der Succinimide oder Benzodiazepine haben wir stets ohne Anti-Grand Mal-Mittel durchgeführt und niemals den Eindruck gewonnen, große Anfälle provoziert zu haben.

D. Therapie der tonischen Anfälle

Bei der Auswertung des Therapieeffektes auf große Anfälle konnte die Wirkung auf tonische Anfälle nicht gesondert beurteilt werden. GASTAUT u. Mitarb. (1963) fanden, daß auch diese Anfallsart häufig therapierefraktär ist und durch alleinige Barbiturat-Behandlung kaum beeinflußbar ist, was sich mit unseren Erfahrungen deckt. Die Autoren empfehlen daher eine Kombinationsbehandlung mit Barbituraten, Phenytoin und dem Harnstoffderivat „Trinurid" (Phenyläthylacetylharnstoff). Mit dem verwandten Harnstoffderivat „Comitiadon" haben wir gelegentlich einen günstigen Effekt gesehen.

XVIII. Prognose bezüglich Anfallsfreiheit

Tabelle 20 gibt einen Überblick über die prozentuale Häufigkeit, mit der in bezug auf die fortschreitenden Verlaufsjahre noch kleine oder große Anfälle angetroffen werden bzw. in welchem Prozentsatz Anfallsfreiheit von kleinen oder kleinen und großen Anfällen eingetreten ist. Daraus ist ersichtlich, daß innerhalb der ersten Verlaufsjahre bei einem kleineren Teil der Kinder mit einem Sistieren von kleinen und großen Anfällen gerechnet werden kann, daß bis zum Ende des 4. Verlaufsjahres etwa $1/3$ der Kinder gänzlich anfallsfrei geworden ist und daß sich danach die Verhältnisse innerhalb der nächsten Verlaufsjahre nicht mehr wesentlich ändern. Allerdings nimmt zugleich die Zahl der zur Verfügung stehenden Fälle rasch ab und fällt bald außerhalb der statistischen Signifikanz, weshalb auf weitere Angaben prozentualer Häufigkeit verzichtet wurde.

Immerhin kann mit Vorsicht gesagt werden: Wer nicht innerhalb der ersten Verlaufsjahre anfallsfrei wird, dessen Aussichten trüben sich erheblich, innerhalb der nächsten Jahre anfallsfrei zu werden, und dies ist immerhin bei $2/3$ der Kinder der Fall; die Prognose kann also nicht günstig gestellt werden. Anfallsfreiheit bedeutet fast immer Anfallsfreiheit von kleinen und großen Anfällen zugleich; das Hinzutreten von Grand Mal-Anfällen oder die Ablösung durch ein Grand Mal, d. h. relative Anfallsfreiheit von kleinen Anfällen bei persistierenden großen Anfällen

Tabelle 20. *Häufigkeit des Auftretens von myoklonisch-astatischen Anfällen und von Grand Mal im Verlauf der Erkrankung sowie Anfallsfreiheit von kleinen Anfällen (bzw. von kleinen und großen Anfällen zusammen, in Klammern gesetzt) in Zahl der Fälle und Prozentsatz*

Verlaufsjahre (Ende des … Jahres	Gesamtzahl der Fälle = 100%	myoklon.-astat. PM Zahl d. Fälle	%	Grand Mal Zahl der Fälle	%	anfallsfrei von PM Zahl d. Fälle	%	(anfallsfrei von PM u. GM %)
0.	82	82	100%	50	61%	—	—	
1.	82	72	88%	40	49%	10	12%	(12%)
2.	76	60	79%	30	38%	16	21%	(21%)
3.	60	43	72%	22	37%	17	28%	(28%)
4.	49	32	65%	16	37%	17	35%	(35%)
5.	35	24	68%	12	34%	11	32%	(32%)
6.	29	20	69%	10	35%	9	31%	(27%)
7.	23	18	78%	10	43%	5	22%	(13%)
8.	17	14		8		3		
10.	8	7		3		1		
13.	3	3		1		—		

Verlaufsjahr 0 = Zeitpunkt des Auftretens des I. kleinen Anfalls; PM = Petit Mal; GM = Grand Mal.

spielt jenseits der ersten 2—3 Jahre keine Rolle für die nächstfolgenden 2—3 Verlaufsjahre. Über eine weitergehende Spätprognose können an Hand dieses Patientengutes keine Aussagen gemacht werden.

Innerhalb unseres Kollektivs von 82 Fällen haben wir einen einzigen *Todesfall* zu verzeichnen. Der Junge gehört zu unserer „Hauptgruppe" mit relativ frühem Be-

ginn myoklonisch-astatischer Anfälle im Alter von 2 Jahren; die Epilepsie begann im
Alter von 6 Monaten mit Grand Mal und bekam einen zunehmend schweren Verlauf,
ohne daß es zu einem Petit Mal-Status kam, wobei zeitweilig gehäuft große Anfälle im Vordergrund standen und sich auch ein Grand Mal-Status entwickelte. Zugleich trat ein dementieller Abbau ein, die Krankheit hatte insgesamt Prozeß-Charak-
ter, ohne daß jemals ein Hinweis auf die Ätiologie zu gewinnen war. Der Junge
starb in einer Anstalt an einer Bronchopneumonie, nachdem eine Verschlechterung des
Epilepsieverlaufs eingetreten war; eine Sektion wurde leider nicht durchgeführt.

Über den prognostischen Aussagewert der im Verlauf der Erkrankung erhobenen
psychischen Befunde s. S. 68.

XIX. Verlaufsvarianten innerhalb des myoklonisch-astatischen Petit Mal

Kinder mit myoklonisch-astatischen Anfällen zeigen große Verschiedenheiten in
ihren Krankheitsverläufen; das ist auch Bridge bei seinen Patienten mit „akinetischen" Anfällen aufgefallen.

Wenn wir versuchen wollen, die vielfältigen Verläufe in ihren verschieden schweren Ausprägungen anschaulich zu machen, müssen wir uns an dem einen, besonders
typischen Verlauf orientieren, der möglichst alle Merkmale unserer Krankheitsgruppe
auf sich vereinigt. Das geschieht am besten mit Hilfe eines konstruierten Modellfal-
les; wie sehr er der klinischen Wirklichkeit entspricht, kann an Hand der im Anhang
mitgeteilten Fallbeispiele verglichen werden (Fallbeispiel Nr. 23, 55, 80). Aus diesem
Modellverlauf ergeben sich dann die Abweichungen und Varianten.

Modellfall

Das Kind — ein Junge — entwickelt sich psychomotorisch leicht verzögert; Vorkrank-
heiten treten nicht auf. Im Alter von 2½ Jahren beginnt die Epilepsie mit einem generalisierten Krampfanfall bei fieberhaftem Infekt, dem sich in den nächsten Monaten 3 weitere
Grand Mal-Anfälle anschließen, zuletzt ohne ersichtlichen Anlaß auftretend. Das EEG in
dieser Krankheitsphase zeigt rhythmische 3—4/sec Wellengruppen biooccipital, zeitweilig mit
Generalisierungstendenz, aber keine hypersynchronen Potentiale.

Mit 3¼ Jahren beginnen kleine Anfälle: erst vereinzelte, dann gehäufte Nickanfälle,
wenig später auch Sturzanfälle mit wechselnder Fallrichtung, kurze Absencen mit und ohne
Myoklonien und reclinative Anfälle gesellen sich hinzu. Während große Anfälle relativ selten
auftreten und z. T. recht abortiv, auch rein atonisch ablaufen, häufen sich die kleinen Anfälle — besonders in den ersten Stunden nach dem morgendlichen Aufstehen — unzählbar,
ihre Anfallsbilder werden vielfältiger, Übergangsformen zu abortiven großen Anfällen
kommen vor, nachts treten gehäuft „Schlafzuckungen" und kurze tonische Anfälle auf. Im
EEG finden sich gehäufte Paroxysmen aus einem Spike-wave-Variant-Muster, das im Schlaf
zu kurzen, mehr polymorphen Ausbrüchen modifiziert wird mit Polyspikes; kurze, hirnelektrische Anfälle aus generalisierter Beta-Aktivität über wenige Sekunden kommen zur Ableitung.

Als mit 4 Jahren sich eines Morgens das Kind im Petit Mal-Status befindet, ist der erste
Höhepunkt der Erkrankung erreicht. Vor dem Petit Mal-Status weist das EEG häufige länger dauernde Paroxysmen eines langsamen Sharp-slow-wave-Musters auf, das während des
Petit Mal-Status phasenweise kontinuierlich auftritt, phasenweise etwas unregelmäßiger wird
mit vermehrten Spitzenpotentialen.

Viele Antiepileptica müssen probiert werden einschließlich einer ACTH-Kur, einer mühsam erzielten Besserung folgt bald ein Rezidiv mit einem wochenlang anhaltenden Petit Mal-Status. Die Epilepsie erscheint nunmehr völlig therapieresistent, die Prognose wird schlecht gestellt, der IQ liegt unter 70.

Im Anschluß an diesen Status ist die Anfallsfrequenz wechselnd, Sturzanfälle treten aber immer seltener auf. Im EEG finden sich jetzt neben paroxysmalen rhythmischen Theta-Wellen kürzere Ausbrüche eines mehr unregelmäßigen Spike-wave-Variant-Musters, z. T. vom Charakter irregulärer und atypischer Spike-waves, das Anfalls-EEG zeigt aber ein reines Sharp-slow-wave-Muster. Mit 5 Jahren erlebt das Kind den letzten Petit Mal-Status, danach treten nur noch vereinzelte kleine Anfälle (Nicker und Absencen) täglich auf, die ein halbes Jahr später sistieren, während zunächst noch kurze nächtliche Anfälle weiterlaufen. Ab dem Alter von 6 Jahren ist der Junge anfallsfrei, von der Einschulung muß er zurückgestellt werden, da seine intelligenzmäßigen Leistungen erheblich unter dem Durchschnitt liegen und eine hirnorganische, erethische Verhaltensstörung vorliegt. Mit 7 Jahren scheitert ein Versuch in der Normalschule, in der Hilfsschule kann er aber später gut gefördert werden. Im EEG ist keine wesentliche Änderung eingetreten, die subklinischen Ausbrüche aus Sharp-slow-waves und irregulären Spike-waves sind seltener geworden.

Abschließende *Diagnose:* Symptomatische Epilepsie unklarer Ätiologie mit erethischer Debilität. Myoklonisch-astatisches Petit Mal mit Petit Mal-Status und diffuse Grand Mal-Epilepsie.

Dieser konstruierte klinische Fall zeigt alle wesentlichen Merkmale des typischen Verlaufs:

1. die leicht verzögerte psychomotorische Entwicklung vor Epilepsiebeginn, die den Hinweis auf ein symptomatisches Geschehen gibt;

2. das Grand Mal-Vorspiel, das mit infektabhängigen Krämpfen einsetzt;

3. das typische Erkrankungsalter, in dem die myoklonisch-astatischen Anfälle einsetzen;

4. die zunehmende Polymorphie der kleinen und großen Anfälle im Wachen wie im Schlaf;

5. einen Crescendo-Verlauf mit Höhepunkten, die in wiederholten Petit Mal-Staten gipfeln;

6. das Decrescendo des Verlaufs bis zur (vorläufig mehrjährigen) Anfallsfreiheit.

Diesem Modellfall mit Erkrankungsbeginn an myoklonisch-astatischem Petit Mal im typischen Alter von 2—4$^{1}/_{2}$ Jahren können aus unserem Kollektiv 31 Fälle (38%) zugeordnet werden, die natürlich nicht identisch verlaufen, aber doch nur geringe Variationen zeigen: Fehlen z. B. (häufige) Sturzanfälle, so sind doch die Anfallsbilder „multiform" (s. S. 21); fehlt der Petit Mal-Status, ist stattdessen eine ausgeprägte statusartige Häufung kleiner Anfälle da; fehlt die Debilität und der Hirnschaden, so ist doch der Verlauf schwer usw. 80% dieser Fälle sind symptomatische Epilepsien mit organischem Hirnschaden.

In bezug auf diesen Modellfall finden sich folgende Variationen in bezug auf die Schwere des Verlaufes [11], die Uni- bzw. Multiformität der Anfallsbilder und auf das Erkrankungsalter (vgl. Tab. 21 u. 22, S. 90):

---

[11] Unter *leichtem Verlauf* wird eine Epilepsie-Gesamtdauer von weniger als 1 Jahr nach Beginn einer (gezielten) antiepileptischen Therapie verstanden bzw. eine spontane Anfallsfreiheit nach weniger als einjähriger Epilepsiedauer, die Anfallsfreiheit muß zum Zeitpunkt dieser Auswertung länger als 1 Jahr bestehen. Während dieser relativ kurzen Epilepsiedauer dürfen nur seltene Grand Mal-Anfälle und keine oder nur vereinzelte und kurzdauernde Petit Mal-Staten aufgetreten sein; die Kinder dürfen keine ins Gewicht fallende Anzeichen einer organischen Hirnschädigung bieten.

1. Variationen des Erkrankungsalters bei gleichem mittelschwerem bis schwerem Verlauf

a) Frühfälle: Hier beginnt die Erkrankung an myoklonisch-astatischen Anfällen vor dem 2. Lebensjahr (16 F.), gelegentlich auch vor vollendetem 1. Lebensjahr (7 F. im Alter von 8—12 Monaten) ebenfalls meist mit einem Grand Mal-Vorspiel, dann erscheinen Nick-Anfälle und Absencen, zu denen Sturzanfälle hinzukommen, nachdem das Kind meistens schon einige Monate frei stehen oder laufen kann. Noch mehr Fälle zeigen einen schweren Verlauf; praktisch alle Kinder haben eine symptomatische Epilepsie, die Prognose ist schlechter (Fallbeispiel Nr. 62, 71 u. 76).

Diese Frühfälle, die im besonderen Maße der differential-diagnostischen Erörterung gegenüber den BNS-Krämpfen bedürfen (s. S. 91), und die im typischen Alter beginnenden Fälle [12] stellen die eigentliche „*Kerngruppe*" unseres Kollektivs dar (47 F. = 57%). Ihre Epilepsien zeigen alle mittelschweren bis schweren Verlauf mit der ganzen Skala multiformer Anfallsbilder, einschließlich der seltenen Übergangsformen zwischen atypischen kleinen und atypischen großen Anfällen im Wachen wie im Schlaf, mit und ohne crescendo-artige Entwicklung, mit und ohne Petit Mal-Staten. 80% haben eine symptomatische Epilepsie und also einen leichten oder schweren Hirnschaden. Hinzu kommen noch wenige Fälle mit mehr uniformen, abortiv-astatischen Anfallsbildern (4 symptomatische Epilepsien; Fallbeispiel Nr. 48 u. 74). Das EEG-Bild ist allen gemeinsam:

Spike-wave-Variant oder irreguläre Spike-waves, im Petit Mal-Status fast nur Sharp-slow-wave-Muster; das EEG bleibt im Verlauf im wesentlichen unverändert, bei 2 Fällen allerdings entwickeln sich regelmäßige 3/sec-Spike-waves (Fallbeispiel Nr. 71 u. 76).

b) Spätfälle, deren kleine Anfälle im Alter von $4^1/_2$ Jahren (bis 6 Jahren) beginnen, machen nur eine kleine Gruppe (5 F.) mit uneinheitlichen Anfallsbildern aus, stets ist der Verlauf ausgesprochen schwer und der Hirnschaden ausgeprägt. Das EEG zeigt keine Besonderheiten gegenüber der 1 a-Gruppe.

Therapeutisch stellt diese gesamte Gruppe (56 F. = „*Hauptgruppe*") ein großes Problem dar; der überwiegend schwere Verlauf zeigt sich daran, daß diese Epilepsien häufig gänzlich oder zumindest längere Zeit therapieresistent sind.

2. Variationen in Richtung eines leichten bis mittelschweren Verlaufs („Randgruppe" = 23 Fälle)

a) Typisches Erkrankungsalter ($2—4^1/_2$ J.; früher Erkrankungsbeginn vor dem 2. Lebensjahr wird bis auf 1 Fall nicht gesehen): Auch hier kann die ganze Skala multiformer Anfallsbilder gesehen werden (9 Fälle; Fallbeispiel Nr. 15). Daneben aber gibt es Verläufe mit sehr uniform bleibenden Anfallsbildern, die vorwiegend

---

Bei *mittelschwerem Verlauf* dauert die Epilepsie länger als 1 Jahr mit zahlreicheren Grand Mal-Anfällen und häufigeren Petit Mal-Staten, die Kinder sind relativ therapieresistent mit und ohne Hirnschaden.

Bei *schwerem Verlauf* dauert die Epilepsie mit statusartig gehäuften kleinen Anfällen länger als 1 Jahr, meist treten gehäufte Grand Mal-Anfälle oder bzw. und gehäufte und sehr langdauernde Petit Mal-Staten auf; die Kinder sind völlig therapieresistent, zumindest über viele Monate.

[12] Fallbeispiel Nr. 22, 23, 55, 57, 59, 61 u. 80.

myoklonisch geprägt sind mit und ohne Absencen (6 F.). Der Crescendocharakter des Verlaufs fehlt meist, ein Petit Mal-Status wird zur Seltenheit. Der Verlauf ist in der Regel leicht trotz Kombination mit Grand Mal. Die Kinder sprechen recht prompt auf Anti-Petit Mal-Mittel an (Oxazolidine, Succinimide), oder die Anfälle sistieren spontan. Der ganze Epilepsie-Verlauf einschließlich der Grand Mal-Anfälle ist kurz, stets unter 1 Jahr, oft weniger als ein halbes Jahr. Hier sind die meisten idiopathischen Epilepsien versammelt, nur 20% sind symptomatisch, das Verhältnis idiopathisch zu symptomatisch hat sich umgekehrt.

Tabelle 21. *Anfallsformen in Beziehung zur Verlaufsschwere und zum Erkrankungsalter (Alter beim 1. myoklon.-astat. Anfall) bei 82 Kindern. In Klammern: Anteil der Fälle mit Petit Mal-Status.* ▭ = *„Kerngruppe"* 47 F.; ⠂⠂⠂ = *„Randgruppe"* 23 F.

Anfallsbilder	leichter Verlauf = typ. Erkrankungsalter	mittelschwerer Verlauf		schwerer Verlauf	
		Frühfälle u. typ. Erkrankungsalter	Spätfälle	Frühfälle u. typ. Erkrankungsalter	Spätfälle
1. multiform = myoklon.-astatisch	9 (1)	16 (2)	—	31 (14)	2 (1)
2. mehr uniform = astatisch	—	4 (1)	—	—	1
3. mehr uniform = myoklonisch	6	3	8 (2)	—	2
Summa (davon Petit Mal-Status)	15 (1)	23 (3)	8 (2)	31 (14)	5 (1)

Tabelle 22. *Erkrankungsalter in Beziehung zur Verlaufsschwere. 82 Kinder mit myoklon.-astat. Anfällen. In Klammern: Anteil der symptomatischen Epilepsien.* ▭ = *„Kerngruppe"* (*s. Tab. 21*)*, dazu 4 F. mit mehr uniform-astat. und 3 F. mit mehr uniform-myokl. Anfallsformen und mittelschwerem Verlauf.* ⠂⠂⠂ = *„Randgruppe"*

Alter beim 1. myokl.-astat. Anfall	leichter Verlauf	mittelschwerer Verlauf	schwerer Verlauf	Summa
Frühfälle (< 2 J.)	1 (—)	6 (5)	10 (10)	17 (15)
typ. Erkrankungsalter (2—4½ J.)	13 (3)	18 (13)	20 (15)	51 (21)
Spätfälle (> 4½ J.)	1 (—)	8 (4)	5 (4)	14 (18)
Summa	15 (3)	32 (22)	35 (29)	82 (54)

Die EEG dieser Kinder zeigen ebenfalls häufig Theta-Paroxysmen, die Form generalisierter hypersynchroner Potentiale ist bei den meisten Fällen die der irregulären Spike-waves, Spike-wave-Variant-Muster sind selten.

b) Spätes Erkrankungsalter (8 F. jenseits von 4½ Jahren): Die Skala der Anfallsformen fehlt, desgl. der Crescendo-Charakter des Verlaufs, obgleich Petit Mal-Staten bei 2 F. nachweisbar sind. Die Anfallsbilder bleiben relativ einheitlich, nämlich Absencen mit und ohne milde oder heftige Myokloni, selten ereignet sich ein Sturz (Fallbeispiel Nr. 54 u. 100 und Fall Nr. 38, S. 74). Der Verlauf ist nicht schwer muß aber als mittelschwer bezeichnet werden, denn Anfallsfreiheit wird trotz vieljähriger energischer Therapie nicht erzielt, und die Zahl der Grand Mal-Anfälle ist im Gegensatz zur Gruppe 2 a viel größer. Die Hälfte der Kinder hat zweifelsfrei symptomatische Epilepsien mit Hinweis auf eine leichte organische Hirnschädigung. Im EEG fehlen Sharp-slow-wave-Muster (bis auf 1 F.), die meisten Kinder haben neben irregulären Spike-waves auch ganz regelmäßige rasche Spike-wave-Muster, besonders 4—5/sec-Spike-waves.

Die Verläufe dieser 2. Gruppe, der *„Randgruppe"* unseres Kollektivs müssen besonders gegenüber der Pyknolepsie und dem Impulsiv-Petit Mal differentialdiagnostisch abgegrenzt werden (s. u.).

Die Tabellen 21 u. 22 fassen nochmals die Beziehungen zusammen, welche zwischen Verlaufsschwere, Erkrankungsalter und Anfallsformen bestehen, lassen zugleich das Verhältnis zwischen symptomatischen und idiopathischen Epilepsien erkennen und gestatten die Zuordnung der Petit Mal-Staten zu den einzelnen Verlaufsgruppen.

XX. Differentialdiagnose

A. Die nosologische Stellung des myoklonisch-astatischen Petit Mal
zur bisherigen Petit Mal-Trias nach JANZ, 1955; BAMBERGER u. MATTHES, 1959

1. Differentialdiagnose zur Propulsiv-Petit Mal-Epilepsie

Die häufigen Nickanfälle unserer Krankheitsgruppe bedürfen der differential-diagnostischen Abgrenzung gegenüber den „bösartigen Nickkrämpfen des frühen Kindesalters" (ASAL u. MORO) bzw. den Blitz-Nick-Salaam-Krämpfen (BNS-Krämpfe; ZELLWEGER). Muß nicht wegen der häufigen „propulsiven" Bewegungsrichtung des Stürzens und Nickens eine Zuordnung zum „Propulsiv-Petit Mal" erfolgen?

Daß etliche Kinder unserer Anfallsgruppe keinen propulsiven Anfallscharakter zeigen, ist kein Gegenargument. JANZ u. MATTHES, die den Begriff „Propulsiv-Petit Mal" prägten, haben sehr wohl gewußt, daß in dieser Verlaufsgruppe genügend Anfallsbilder mit „retropulsivem" Bewegungsablauf beobachtet werden können, daß es neben dem „Beugetyp" auch einen „Streck-Typ" und einen „Misch-Typ" der BNS-Krämpfe gibt (DRUCKMAN u. CHAO; GARSCHE) und daß die Vorwärtsbeugung nur die bevorzugte Bewegungsrichtung darstellt.

Die BNS-Krämpfe des Säuglingsalters haben aber mit Anfallsbildern unserer Gruppe wenig gemeinsam. Den Salaam-Krämpfen wie den Blitzkrämpfen ist vielmehr ein „Krampf"-Charakter generalisierten Ablaufs eigen, entweder in tonisch gedehnter Form wie beim „Gruß-Krampf" oder blitzartig schnell mit Hochreißen der Arme, Beugen des Kopfes und Anziehen der Beine wie beim Blitzkrampf. Solche Anfälle in Serien und mit „pyknoleptischem" Auftreten haben unsere Kinder nie gezeigt. Nur bei einigen Fällen erschienen während Höhepunkten ihres Erkrankungsverlaufs tonische Anfälle, vereinzelt im Wachen und z. T. gehäuft im Schlaf, die bei abortiver Verdünnung und propulsivem Charakter gelegentlich Salaam-

krämpfen gleich werden konnten und wie diese mit „kurzer Entladung vom Grand
Mal-Typ" (GIBBS, FLEMING u. GIBBS) im EEG einhergingen. Den gesamten Verlauf
bestimmten aber solche Anfälle niemals. Deshalb wurden diese tonischen Anfälle —
im Gegensatz zu SOREL und GASTAUT u. Mitarb. (1966) — auch nicht als konstituierend für unsere Petit Mal-Verlaufsform angesehen.

Selbst die mehr partielle Form der BNS-Krämpfe, der Nickkrampf des Säuglings
ist verschieden vom Nickanfall des Kleinkindes, auch er hat mehr „Krampfcharak-
ter" und bleibt im Liegen durch Anbeugen und Anheben des Kopfes gut erkennbar,
während ja für den „astatischen" Anfallscharakter unserer Gruppe das „Verschwinden" der Anfälle im Liegen kennzeichnend ist.

Wir haben deshalb auch die wenigen Frühfälle, deren kleine Anfälle im Säuglingsalter
mit Nickanfällen einsetzen, unserer Gruppe zugeordnet; sie alle hatten keine Blitz- oder
Salaamkrämpfe und keine im Liegen erkennbaren Nickkrämpfe — sie hatten im übrigen auch
keine Hypsarrhythmie im EEG.
In diesem Zusammenhang muß darauf hingewiesen werden, daß im amerikanischen
Schrifttum häufig die „head noddings" nicht den „massive spasms" oder „infantile spasms"
bzw. ein „sudden dropping of the head forward" nicht den „massive myoclonic spells" zugeordnet wurde, sondern den „akinetic seizures" (DRUCKMAN u. CHAO; GIBBS u. GIBBS;
LIVINGSTON).

Endlich ist auch vom EEG her eine Unterscheidung zu den BNS-Krämpfen des
Säuglingsalters möglich: Die in diesem Alter häufige Hypsarrhythmie zeigen unsere
Kinder (außerhalb des Petit Mal-Status s. S. 54) bis auf wenige Ausnahmen (4 Fälle)
nicht.
Schwieriger als von den BNS-Krämpfen des Säuglingsalters wird die differentialdiagnostische Abgrenzung dann, wenn BNS-Krämpfe in das Kleinkindesalter hinein
anhalten. Denn mit zunehmendem Alter tritt ein Wandel im Anfallscharakter der
Propulsiv-Petit Mal-Epilepsie auf; die typischen globalen Anfallsformen werden mehr
und mehr durch „partielle Varianten des oberen und unteren Körperpols" ersetzt
(JANZ u. MATTHES), d. h. durch Anfallsbilder wie Blinzeln, Puppenaugen-Phänomen, Sturzanfälle, Stehaufmännchen etc., und auch das EEG wandelt sich von der
typischen Hypsarrhythmie zur modifizierten Hypsarrhythmie (DRUCKMAN u. CHAO)
und dann zum Spike-wave-Variant-Muster.
Aus diesem Grunde haben JANZ u. MATTHES und später BAMBERGER u. MATTHES
(1959) eine Sonderstellung der „astatischen" Anfälle abgelehnt und sie ihrer „Propulsiv"-Petit Mal-Epilepsie zugerechnet, nicht ohne zu betonen, daß ihre Spätfälle
(Erkrankungsbeginn bis ins 5. Lebensjahr) eine günstigere Prognose hätten. Wir meinen nun, daß eben dies, nämlich das Auftreten im späteren Alter und die etwas bes-
sere Prognose, zusammen mit den gewandelten Anfallsbildern, mit der Neigung zum
Petit Mal-Status und dem veränderten EEG-Befund einen so deutlichen Unterschied
im Verlaufscharakter besonders gegenüber den Verläufen darstellt, die im Säuglingsalter mit BNS-Krämpfen beginnen, daß die Eigenständigkeit einer besonderen Verlaufsform damit augenscheinlich wird, obwohl zweifelsfrei eine enge Verwandtschaft
des myoklonisch-astatischen Petit Mal zum Propulsiv-Petit Mal besteht, was auch
SOREL und GASTAUT u. Mitarb. (1966) betonen, viel enger als zu den übrigen Petit
Mal-Verlaufsformen.
Die Abgrenzung gegenüber der im Säuglingsalter beginnenden Propulsiv-Petit
Mal-Epilepsie nehmen wir folgendermaßen vor:

1. Kinder, die als Säuglinge BNS-Krämpfe hatten und im Kleinkindesalter „Anfallsvarianten des oberen und unteren Körperpols" (JANZ u. MATTHES) zeigen, daneben aber BNS-Krämpfe beibehalten, haben zusätzlich, wie wir sagen, „myoklonisch-astatische Anfälle" entwickelt; damit ist noch kein grundlegender Wandel im Verlaufscharakter eingetreten, die Propulsiv-Petit Mal-Epilepsie ist weiterhin typisch.

2. Bei Kindern, die im Säuglingsalter BNS-Krämpfe hatten, aber ihre Anfälle vollständig zu „Anfallsvarianten" umwandeln mit Neigung zu Petit Mal-Staten usw., ist ein Verlaufswandel zu einem myoklonisch-astatischen Petit Mal eingetreten. Ein solcher Verlaufswandel ist sicher häufiger als innerhalb der anderen altersabhängigen Petit Mal-Verläufe und beweist die Verwandtschaft besonders unserer Kerngruppe zum typischen Propulsiv-Petit Mal.

Beide Verlaufsarten haben wir in der Klinik beobachten können. Fall Nr. 85 ist ein Beispiel für einen solchen Verlaufswandel, der nach einem anfallsfreien Intervall eingetreten ist. Der Verlaufswandel kann aber auch kontinuierlich erfolgen, wobei das Auftreten astatischer Anfälle in Abhängigkeit von der (verzögerten) Reifung statischer Funktionen erfolgt [13].

3. Sogenannte spätbeginnende Propulsiv-Petit Mal-Epilepsien mit „Anfallsvarianten" und „Anfallsfacetten" günstiger Prognose usw. (JANZ u. MATTHES) werden nicht mehr der Propulsiv-Petit Mal-Epilepsie zugerechnet, sie gehören entweder zu den Frühfällen oder zur Kerngruppe des myoklonisch-astatischen Petit Mal-Verlaufs.

2. Differentialdiagnose zur Impulsiv-Petit Mal-Epilepsie

Die Differentialdiagnose zum Impulsiv-Petit Mal (JANZ u. CHRISTIAN) ist bei unserer „Kerngruppe" (s. S. 89) von Patienten nicht schwer. Wohl kann ein einzelner Anfall, sofern es sich um einen myoklonischen Sturzanfall oder um einen einzelnen, richtungslosen Ruck oder um einen „Rufanfall" handelt, phänomenologisch einem Impulsiv-Petit Mal-Anfall gleichen. Daneben aber treten im Verlauf eine Vielzahl anderer, auch mehr astatischer Anfallsbilder auf. Der Beginn im Kleinkindesalter, die Schwere des Verlaufes, die diffusen oder schlafabhängigen Grand Mal- bzw. tonischen Anfälle, das in der Regel symptomatische Geschehen auf dem Boden eines organischen Hirnschadens unterscheiden sich grundlegend von der Impulsiv-Petit Mal/ Grand Mal-Aufwachepilepsie, die ja *die* idiopathische Epilepsie schlechthin darstellt. Vor allem aber gestattet das EEG die Unterscheidung: Polyspike-waves-*Muster* hat

---

[13] Daß ein Säugling, der nicht sitzen kann, nur BNS-Krämpfe bietet und erst dann, wenn er Sitzen oder Stehen gelernt hat, astatische Anfallssymptome offenbart, diese zeitliche Reihenfolge ist seltener als man erwartet. Die zeitliche Kongruenz zwischen dem Auftreten astatischer Anfallssymptome und der Reifung stato-motorischer Funktionen ist kein Gesetz, sonst läge ja der Erkrankungsgipfel unserer Krankheitsgruppe wesentlich früher. Es besteht aber auch keine enge zeitliche Kopplung bei den Frühfällen mit myoklonisch-astatischem Petit Mal; wir haben sowohl bei den primär mit BNS-Krämpfen einsetzenden Fällen wie bei den primär mit myoklonisch-astatischen Anfällen im frühen Alter beginnenden Epilepsien genügend Beispiele dafür gefunden, daß das Auftreten astatischer Anfallssymptome erst im mehrmonatlichen Abstand vom Erlernen des Sitzens, Stehens oder Gehens erfolgte (Fallbeispiele Nr. 71 u. 76).
Diese Beobachtung berührt natürlich die Hypothese von JANZ nicht, daß der Anfallscharakter der verschiedenen Lebensalter innerhalb der Petit Mal-Gruppe Abhängigkeit vom Gestaltwandel und von der motorischen Reifung insgesamt zeigt, ist doch im gesamten Kleinkindesalter die motorische Entwicklung noch im Fluß.

überhaupt keines unserer Kinder *im* Wach-EEG gezeigt, weder im Intervall noch im Anfall; gelegentlich auftretende *einzelne* Polyspike-waves oder Polysharp-waves beherrschen niemals das von einem Sharp-slow-wave-Muster oder von irregulären Spike-waves geprägte EEG-Bild (s. S. 40).

Patienten der zweiten Verlaufsgruppe (der „Randgruppe", s. S. 89) mit mehr uniformen Anfallsbildern vorwiegend myoklonischen Charakters und leichtem bis kaum mittelschwerem Verlauf wurden früher in unserer Klinik öfters der Impulsiv-Petit Mal-Epilepsie zugeordnet, besonders wenn ihre kleinen Anfälle im Schulalter begannen. Ein Teil der in der Monographie von BAMBERGER u. MATTHES so klassifizierten Fälle gehört wahrscheinlich in diese Gruppe. In der Tat — auch hier hat der einzelne Anfall oft das Gepräge eines Impulsiv-Petit Mal-Anfalles, wenn ein einzelner Stoß auftritt. Aber schon bei den kurzen myoklonischen Serien oder „Schauern" fällt gegenüber dem Impulsiv-Petit Mal die vorwiegend längere Anfallsdauer von 2—3 sec auf, die langsamere, erkennbare Frequenz der Myokloni in regelmäßigen Abständen und die jedesmal beobachtete Bewußtseinsstörung auf, also der Absencecharakter [14].

Diese Anfälle nehmen eine Mittelstellung zwischen den Pyknolepsien und dem Impulsiv-Petit Mal ein, sowohl vom Anfallsbild her („impulsive Absence") wie vom EEG (irreguläre Spike-waves, bei älteren Kindern dazu regelmäßige rasche Spike-waves, aber keine 3/sec-Spike-waves und keine Multispike-waves). JANZ u. CHRISTIAN meinen wohl gleiche EEG- und Anfallsbilder, wenn sie von „indifferenten Absencen" sprechen und diese Fälle „streng genommen weder der einen noch der anderen Verlaufsform" zuordnen können. Daß sie auch altersmäßig zwischen beiden Verlaufsformen stehen, wie die Autoren meinen, konnten wir von der Klinik her nicht bestätigen. Wir fanden, daß diese Anfälle in jedem Alter (außer dem Säuglingsalter) einsetzen und auch den Verlauf bestimmen können, wobei noch Anfallsbilder mit leichter Nickbewegung und „Stufen-Nicker" (evtl. als propulsive Absencen) gelegentlich hinzutreten sowie einzelne Sturzanfälle, aber niemals ausgeprägte Tonusverluste (Fall-Nr. 38, S. 74, Fallbeispiel Nr. 15 u. 54).

Soll man diese Patienten einer „indifferenten Petit Mal-Verlaufsform" zuordnen oder, da ihr Verlauf oft als fast mittelschwer bezeichnet werden muß, die Kinder nicht anfallsfrei werden und symptomatische Epilepsien vorkommen, als weniger gutartige Variante einer „atypischen", u. U. sehr früh beginnenden und „symptomati-

---

[14] Beim Impulsiv-Petit Mal dagegen treten die Myokloni der „Schauer" in sehr kurzen, unregelmäßigen Abständen auf, dauern maximal 1—2 sec und lassen das Bewußtsein in der Regel klar. Oft wird der Anfallscharakter der kurzen Stöße des Impulsiv-Petit Mal als morgendliche „Nervosität" verkannt — das war bei Kindern unserer „Randgruppe" niemals der Fall —, und erst der erste große Anfall führt die Patienten zum Arzt. Auch dieser muß dann erst herausfragen, daß ein Impulsiv-Petit Mal-Vorspiel vorgelegen hat. So jedenfalls war der Verlauf der beiden einzigen ganz typischen Fälle von Impulsiv-Petit Mal, die wir in den letzten 7 Jahren in der Kinderklinik diagnostiziert haben, die den von JANZ u. CHRISTIAN aufgestellten Kriterien entsprachen und sich mit den eigenen Erfahrungen deckten, die wir mit etlichen Fällen von erwachsenen Patienten der Nervenklinik machen konnten. *Das echte Impulsiv-Petit Mal wird im frühen und mittleren Kindesalter nicht gesehen* und bleibt auch in der Praepubertät eine Seltenheit, weil der Erkrankungsgipfel später liegt (s. Abb. 8, S. 23). Unsere beiden Fälle waren Mädchen, die im Alter von 12 Jahren wegen des 1. großen Anfalles zu uns kamen, nachdem ein 1—2jähriges Petit Mal-Vorspiel unbemerkt vorausgegangen war, beides idiopathische Epilepsien mit seltenen Aufwach-Grand Mal-Anfällen.

schen" Impulsiv-Petit Mal-Epilepsie? Mit der gleichen Berechtigung können wir diese Patienten für unsere Krankheitsgruppe in Anspruch nehmen und sie als gutartigere, mehr myoklonisch geprägte Variante unserer Verlaufsform ansehen, wie wir dies getan haben.

Die enge nosologische Beziehung unserer Verlaufsgruppen 1 und 2, d. h. der „Kerngruppe" und der „Randgruppe" zeigen die beiden Geschwistererkrankungen Nr. 37/38 und 54/55 (vgl. Tab. 13, S. 74):

Das jeweils jüngere Geschwister gehört der Kerngruppe an mit schwerem Verlauf und multiformen Anfallsbildern, die älteren Geschwister sind der Randgruppe mit leichtem Verlauf und (relativ) spätem Beginn zuzurechnen, alle 4 Fälle sind relativ therapieresistent. Die beiden Geschwisterpaare zeigen die Altersabhängigkeit der Petit Mal-Verläufe sehr schön, wie auf S. 76 ausgeführt wurde: Je früher die Erkrankung, desto schwerer der Verlauf, desto multiformer die Anfallsbilder. Es muß aber im Auge behalten werden, daß es daneben genügend Fälle gibt, die trotz atypisch frühem Beginn eine gutartige Verlaufsform entwickeln.

3. Differentialdiagnose zur Pyknolepsie

Der spätere Erkrankungsbeginn im beginnenden Schulalter bei der Pyknolepsie, die relative Uniformität ihrer Anfallsbilder, der wesentlich leichtere Verlauf und das fast völlige Fehlen symptomatischer Epilepsien, statt dessen die starke genetische Belastung sind Faktoren des klinischen Verlaufs, die eine eindeutige Trennung von unserer Kerngruppe gestatten, ebenso wie die EEG-Befunde im Intervall wie im Anfall.

Die Anfalls-EEG der Pyknolepsie zeigen ein regelmäßiges 3/sec-Spike-wave-Muster, und die kürzeste Anfallsdauer beträgt mehr als 3 sec; kürzere Spike-wave-Ausbrüche bleiben in der Regel subklinisch. Bei unseren Kindern waren dagegen häufig schon $^1\!/_2$—2 sec dauernde Spike-wave-Ausbrüche mit klinischen Anfallsymptomen verbunden.

Der reklinative Anfall besteht aus einem einmaligen, meist mehr tonischen oder zufällig schwerpunktsabhängigen Rückwärtsführen des Kopfes, das stufenweise milde Rückwärtsrucken beim Retropulsiv-Petit Mal-Anfall im Rhythmus von etwa 3/sec mit Armmyokloni gleicher Frequenz ist gänzlich verschieden. Blande und propulsive Absencen können sich natürlich bei beiden Verlaufsformen phänomenologisch gleichen, aber nicht die einzelne Anfallsform konstituiert den Verlauf und ist für die Diagnose entscheidend, sondern die Gesamtzahl aller klinischen und elektrencephalographischen Faktoren.

In Klassifikations- und Abgrenzungsschwierigkeiten kommen wir erst bei unserer „Randgruppe", aber viel eher in bezug zur Impulsiv-Petit Mal-Epilepsie als zur Pyknolepsie — darauf wurde bei der Differentialdiagnose des Impulsiv-Petit Mal ausführlich eingegangen.

Ein Verlaufswandel unserer Petit Mal-Form in eine Pyknolepsie, wie ihn unser Fall Nr. 71 zeigt und wie Fall Nr. 76 erwarten läßt, ist eine große Seltenheit; auch RABE hat solche Verlaufswandlungen von Propulsiv-Petit Mal-Epilepsien, die wir unserer Krankheitsgruppe zuordnen würden, zu Pyknolepsien als Raritäten aufgespürt, desgl. DOOSE (1964²). Daß unser Fall allerdings keine typische Pyknolepsie geworden ist, wurde schon erwähnt (s. S. 58); auch die Fälle von RABE und DOOSE wurden nicht typisch.

Den umgekehrten Verlaufswandel, nämlich den Übergang von echten Petit Mal-Absencen mit 3/sec-Spike-waves in ein „Lennox-Syndrom" haben GASTAUT u. Mitarb. (1966) gesehen, aber ebenfalls nur ausnahmsweise.

B. Differentialdiagnose zu sonstigen Epilepsieformen

1. Fokale Myokloni

Hierbei treten die oft heftigen Einzelrucke oder Stöße ohne Bewußtseinsstörung stets fokal auf, in der Regel in einem Arm mit gelegentlicher halbseitiger Ausbreitung oder Generalisation, woraus dann ein Sturz resultieren kann, und dieser Arm oder die befallene Seite ist in der Regel hemiplegisch. Es handelt sich also stets um fokale Anfälle kürzester Anfallsdauer, und als solche treten sie nicht „pyknoleptisch" auf. Wenn auch gelegentlich eine Häufung in Form kurzer Salven vor einem Grand Mal-Anfall (oder an Stelle eines Grand Mal-Anfalles als „Äquivalent") möglich ist, so liegen dazwischen wochen- und monatelange Pausen, und der Verlauf wird meist von ausgeprägten fokalen Anfällen gestaltet (Hemi-Grand Mal, fokale Grand Mal-Anfälle, Jacksonanfälle), nicht von den umschriebenen Einzel-Myoklonien. Kombinationen mit (taktiler) Reflex-Epilepsie sind häufig. Das EEG zeigt Herdbefunde und keine generalisierten Krampfpotential-Muster.

Grenzfälle sind solche, die bei Hemiplegie und „fokalem" EEG *seitengleich* ausgebildete Einzelmyokloni oder -Serien haben und daneben auch Anfallsbilder unserer Gruppe. Meist ist aber der Verlauf nicht „pyknoleptisch", und die genaue Anfallsbeobachtung deckt den fokalen Charakter der meisten Anfallsbilder auf.

Wenn aber bei einer (latenten) Hemiplegie und entsprechendem Herdbefund im EEG die typischen nicht-fokalen, multiformen Anfallsbilder im Rahmen eines typischen, „pyknoleptischen" Verlaufes auftreten und das EEG neben dem Herdbefund die Spike-wave-Variant-Gestalt zeigte, haben wir solche Fälle unserer Gruppe zugerechnet (3 Kinder; Fallbeispiel Nr. 22). Dann nämlich konnten wir keine Verlaufsunterschiede mehr feststellen zwischen solchen Fällen mit vermutlich „sekundär-generalisierter Herdepilepsie" und solchen Kindern, die ohne neurologische Symptomatik und ohne (nachweisbaren) Herdbefund im EEG eine „primär-generalisierte Störung" ihrer Hirnstromkurve zeigten.

2. Fokale akinetische Anfälle

Die fokalen Myoklonien als „kinetische" Anfallssymptome finden ihr Gegenstück in den fokalen Lähmungsanfällen als „akinetische" Anfallsform („ictal paralysis"; „inhibitory epilepsy" HOLMES; PENFIELD u. JASPER s. S. 2). Ihre Erkennung ist einfach, denn wie bei den fokalen Myokloni treten daneben typische fokalmotorische oder fokalsensible Anfälle oder fokale Grand Mal-Anfälle auf, während die astatischen oder myoklonisch-astatischen Anfälle unserer Gruppe generalisiert (als Sturzanfall) oder abortiv (als „Einsacken" s. S. 10) ablaufen, aber nicht abortiv im Sinne von „fokal". Außerdem unterscheiden sich die fokal-akinetischen Anfälle in ihrem nicht-pyknoleptischen Verlauf und in ihren EEG-Befunden vom myoklonisch-astatischen Petit Mal.

3. Progressive Myoklonus-Epilepsie

Die bei dieser seltenen hereditären progredienten Hirnerkrankung auftretenden Myokloni sind fast ausschließlich asymmetrisch, asynchron und arrhythmisch und betreffen einzelne Muskeln und Muskelgruppen; ihnen fehlt der Anfallscharakter, sie werden durch intendierte Bewegungen verstärkt. Die bei unserer Verlaufsgruppe erscheinenden irregulären Myokloni dagegen sind in der Regel in ein Anfallsgeschehen, in eine Absence oder in einen Petit Mal-Status eingebettet; nur ganz selten treten asynchrone Myokloni isoliert auf. Dann muß die Differentialdiagnose zur Unverricht-Lundborgschen Erkrankung gewissenhaft abgewogen werden, denn diese hereditäre Erkrankung kann schon in unserem Prädilektionsalter beginnen. Der weitere Verlauf wird die Diagnose klären: das remittierende und kontinuierliche Auftreten der Myoklonien, die Entwicklung großer Anfälle aus einem myoklonischen „Bewegungssturm", die konstant schwereren Allgemeinveränderungen im EEG, das Erscheinen neurologischer Symptome (vor allem Rigor-Syndrom), der dementielle Abbau und der zunehmende körperliche Verfall.

4. Reflexepilepsie

Akinetisch-atonische Anfälle mit initialer (flüchtiger) Muskelanspannung, der ein stets partielles, auch einseitiges Nachlassen des Muskeltonus ohne Bewußtseinsstörung nachfolgte, sahen DOWZENKO u. ZIELINSKI bei einer 18jähr Pat. im Rahmen einer Reflexepilepsie zusammen mit rein tonischen reflektorischen Anfällen und nichtreflektorischen Grand Mal-Anfällen. Der adäquate Reiz bei dieser Reflexepilepsie waren allein rasche Willkürbewegungen, besonders aus dem Ruhezustand heraus.

C. Differentialdiagnose zu nicht-epileptischen Erkrankungen

1. Kataplexie

Außerhalb der epileptischen Erkrankungen stellen die kataplektischen Anfälle der Narkolepsie sozusagen die „reinste" Form des „astatischen" Sturzanfalles dar. Das plötzliche schlaffe Zusammensinken infolge völligen Verlustes des Muskeltonus ist hierbei aber stets emotionell ausgelöst (Lachschlag). Die strenge Situationsgebundenheit, das nicht-pyknoleptische Auftreten, die Kombination mit „Schlaf-Anfällen" und das normale EEG erlauben eine leichte Unterscheidung dieser seltenen Erkrankung vom myoklonisch-astatischen Petit Mal.

2. Sturzanfälle infolge affektiver Muskeltonuserhöhung

Solche „Anfälle" bei stets gegebenem affektiven Anlaß angenehmer oder unangenehmer Art hat KELLER bei einem Kinde beobachtet, bei dem es infolge der generalisierten Extension zu einem Sturz ohne Bewußtseinsstörung kam, schon im Fallen löste sich die Starre wieder. Dieses Kind hatte keine spastische Parese. Kinder mit spastischen Formen der infantilen Cerebralparese zeigen ja nicht selten eine plötzliche affektiv bedingte Tonuserhöhung, halbseitig bei Hemiplegie („Hemitonie") oder doppelseitig bei Diplegie, aber nur gelegentlich führt dies zu einem Sturz (OPPENHEIM).

Keller hat bei seinem Fall differentialdiagnostisch auf Sturz-„Anfälle" bei Myoto-
nia congenita hingewiesen; auch wir bekamen ein Kind mit Verdacht auf Epilepsie über-
wiesen, dessen Stürze allein durch ein myotonisches Syndrom verursacht waren.

3. Synkopale Anfälle

Die nach Art eines bedingten Reflexes, oft von einer umschriebenen „reflexoge-
nen Zone" her ausgelösten *Reflexsynkopen* gleichen phänomenologisch weniger den
atonischen Petit Mal-Sturzanfällen als kurzen, atonischen Grand Mal-Anfällen: Die
Kinder sind bewußt*los*, schlaff, zugleich stark blaß (synkopale reflektorische Schmerz-
u. Schreckreaktion, Schulte). Reflexsynkopen treten aber nicht pyknoleptisch auf,
ihre Auslösbarkeit durch Schreck, Schmerz, Stoß und andere kleine, psychische und
körperliche Traumen, die die Kinder überraschend treffen, gestattet bei normalem
EEG leicht die Unterscheidung. Kombinationen mit respiratorischen Affektkrämpfen
oder Übergangsbilder sind nicht selten („blasse Form" der „breathholding spells",
Lombroso u. Lerman).

Synkopale Anfälle, orthostatisch, emotionell oder reflektorisch ausgelöst, können
gelegentlich auch mit einer Tonus*erhöhung* einhergehen (sog. *konvulsive Synkope*,
Gastaut, 1963) und müssen dann differentialdiagnostisch von epileptischen tonischen Anfällen abgegrenzt werden. Solche *tonischen Synkopen* beginnen aber stets
mit einem Tonusverlust, mit starker Blässe und anderen vegetativen Symptomen, an
die sich meist eine nur ganz flüchtige tonische Phase, evtl. mit wenigen terminalen
Kloni (kurz vor Anfallsende und vor Wiedererlangung des Bewußtseins) anschließt.

4. Atonische und tonische Anfälle bei akut dekompensiertem Hirndruck

Bei Prozessen der hinteren Schädelgrube (Kleinhirn-Tumoren), aber auch bei frontalen und Stammganglien-Tumoren können generalisierte oder partielle, auf Hals-
und Nackenmuskulatur beschränkte atonische Anfälle erscheinen, denen meist bulbäre Zeichen vorausgehen und die in der Regel von Hirnnerven-Symptomen begleitet
werden (Ertaubung im Anfall, Symptome des IX. und X. Hirnnerven), wobei das
Bewußtsein meist ungestört bleibt (Pia). Das gestattet die Erkennung zusammen mit
weiteren Symptomen eines intracraniellen, raumfordernden Prozesses; dazu gehört
auch die Nackensteifigkeit, die nicht nur intervallär, sondern auch im generalisiert
atonischen Anfall nachweisbar bleibt. Diese nichtepileptischen, atonischen Anfälle
stellen häufig ein Frühsymptom kommender Streckkrämpfe dar, der sog. „cerebellar
fits" (Jackson) und weisen auf eine bulbäre Einklemmung hin, evtl. unter Einbeziehung des oberen Spinalmarkes (Kleinhirntonsillen-Einklemmung im Hinterhaupts-
loch).

Die tonischen, „tetanoiden" oder *cerebellaren Anfälle* (Jackson; Cushing) bedürfen der differential-diagnostischen Abgrenzung gegenüber den tonischen, epileptischen Anfällen (vgl. Gastaut, 1963): Diese Decerebrationsanfälle treten nicht unvermittelt aus Wohlbefinden heraus auf, sondern befallen schwerkranke Kinder mit
starker Hirndrucksteigerung und haben Prodromi in Form von heftigem Kopfweh
und vasomotorischen Phänomenen wie Gesichtsröte; sie werden häufig ausgelöst durch
Husten, Defäkation usw., ihre Bewußtseinsstörung ist weniger deutlich und mit zahlreichen weiteren vegetativen Symptomen verbunden, die den Anfall beenden und

häufig minutenlang überdauern können (Hyperpnoe, Schwitzen, Nausea, Erbrechen). Im EEG finden sich keine epileptischen Entladungen, sondern Hinweise auf einen raumfordernden Prozeß, besonders auf einen infratentoriellen Tumor; im Anfalls-EEG zeigt sich keine hypersynchrone Aktivität, sondern nur eine Abflachung der Grundaktivität, wie GASTAUT (1963) nachgewiesen hat, der deshalb der Meinung von PENFIELD u. JASPER u. a. entgegentritt, daß diesen cerebellaren Anfällen eine epileptische Entladung des tiefen Hirnstammes zugrunde liegt. Entsprechend den Untersuchungsergebnissen von LUNDBERG muß vielmehr eine passagere Lähmung und funktionelle Decerebrierung auf Mittelhirnebene infolge Ischämie angenommen werden, die zu einer Enthemmung tieferer, nämlich pontobulbärer Zentren führt.

5. Atonische Sturzanfälle bei Insuffizienz des vertebral-basilaren Arterien-Systems

Häufig ausgelöst durch eine plötzliche Kopfbewegung (Extension und Seitwärtsdrehen), erleben solche Patienten bei vollem Bewußtsein einen plötzlichen Verlust der Kontrolle über die Muskelkraft, stürzen zu Boden und stehen sofort wieder auf. Diese Sturzanfälle werden durch eine passagere Ischämie des Hirnstammes verursacht bei orthostatischer Hypotension und Kompression der extrakraniellen Vertebralarterien. Sie sind u. W. bisher nicht bei Kindern, sondern vorwiegend bei Patienten in mittleren und höheren Lebensaltern beobachtet worden, wobei als zusätzliche pathogenetische Faktoren Atherosklerose und cervicale Spondylose diskutiert werden (KUBALA u. MILLIKAN; synkopales cervicales Vertebralissyndrom, BROSER; UNTERHARNSCHEIDT).

6. Subakute Leukoencephalitis (VAN BOGAERT)

Im 2. Stadium dieser schweren progredienten Hirnerkrankung treten Myoklonien auf, und wenn die Wesensveränderung des Stadiums I bei relativ akutem Beginn nicht erkannt wird, können differentialdiagnostische Schwierigkeiten z. B. zu einem Petit Mal-Status (Status myoclonicus) entstehen. Neben dem elektrophoretischen Liquoreiweißbefund erlaubt der geradezu pathognomonische EEG-Befund in Form periodischer biphasischer Delta-Wellen-Komplexe oder Delta-Wellen-Ausbrüche, die klinisch mit den Myoklonien korreliert sind, rasch die Diagnose.

7. Choreatische Syndrome, Tic-Symptome und Stereotypien

lassen sich durch genaue klinische Beobachtung und normales EEG abgrenzen; über *Schlafzuckungen* s. S. 18, über myoklonisch-astatische Anfälle bei toxischer Encephalopathie („Gelegenheits-Petit Mal") s. S. 102.

XXI. Bemerkungen zur Pathophysiologie und Pathogenese

An der Frage, ob es tatsächlich rein astatisch-atonische Anfälle gibt, hatte sich 1922 ein Streit zwischen HUNT und CLARK entzündet (s. S. 1). HUNT hatte den Anfallsmechanismus als primäre aktive Haltungserschlaffung gedeutet und war sogar so weit gegangen, die den Anfall begleitenden Myokloni nur als sekundär-kompensatorische Manifestation und Reaktion auf die plötzliche Erschlaffung anzusehen.

CLARK dagegen, der sich auf JACKSON berief, wollte das jedem epileptischen Anfall innewohnende Prinzip von Muskelanspannung und Muskelentspannung auch für den Anfallsmechanismus der „astatischen" Anfälle HUNTs nicht aufgeben und meinte, die Annahme rein statischer Anfälle beruhe auf ungenügender klinischer Beobachtung.

Welchen Beitrag kann eine möglichst genaue klinische Beobachtung zu diesem Problem geben?

Wir selbst haben zweifelsfrei wiederholt Anfälle beobachtet, bei denen keine initiale Muskelanspannung zu entdecken war und die wie ein reiner Tonusverlust imponierten. Dabei handelte es sich meist mehr um abortive Anfälle (s. EEG-Abb. 34, S. 50) als um die generalisierte Form astatischer Sturzanfälle mit schwerpunktsabhängiger Bewegungsrichtung im Anfall. Wir haben solche Anfallsbilder auf S. 7 u. S. 11 beschrieben und dabei betont, daß sie selten seien. Denn bei der Mehrzahl der Kinder waren zugleich auch Myokloni erkennbar.

Wenn jemals bei einem einzelnen Anfall von der klinischen Beobachtung her ein rein astatischer oder atonischer Anfallsablauf diskutiert werden konnte, so zeigten sich doch im Verlauf der Erkrankung weit mehr Anfallsbilder, bei denen eine initiale myoklonische Innervation eindeutig festzustellen war, myoklonische Symptome, die allein die Anfallsintensität, den Bewegungsablauf und auch die Fallrichtung bei Sturzanfällen prägten, oder Myokloni, die sich mit Tonusverlusten kombinierten. Die letztere Beobachtung hatte ja schon HUNT gemacht, und für uns war diese Kombination so typisch und gesetzmäßig, daß sie Anlaß zur Namensgebung für die gesamte Anfallsgruppe wurde. Wenn bei Einzelanfällen die myoklonische Komponente fehlte, so war dies eher als Variante eines myoklonisch-astatischen Anfalles deutbar, nämlich als zeitweilige Intensitätsabschwächung, die zum Verschwinden myoklonischer Symptome geführt hatte.

Angesichts der Erkrankungsverläufe und im Überblick über die verschiedenen, nach- und nebeneinander auftretenden Anfallsbilder kann also im Prinzip an JACKSONs Vorstellung festgehalten werden, daß jedem epileptischen Anfall eine Muskelspannung mit nachfolgender -entspannung innewohnt.

Die Polemik zwischen HUNT u. CLARK, die sich zwischen LENNOX u. GASTAUT fortsetzte, hat GASTAUT selbst beenden können an Hand eines Falles, den er zusammen mit REGIS untersucht und veröffentlicht hat. Dabei handelte es sich um einen $3^1/_2$jährigen Jungen mit u. E. typischen myoklonisch-astatischen Anfällen, der auch scheinbar rein astatische Anfälle bot. Mit Hilfe einer synchronen EEG-EMG-Ableitung von Anfällen, die durch Photostimulation auslösbar waren, konnte die initiale myoklonische Innervation nachgewiesen werden; diese war allerdings schon klinisch beim Palpieren festzustellen gewesen. GASTAUT deutet von daher den Anfallsmechanismus „akinetischer" Anfälle als „postmyoklonischen Tonusverlust". Von der klinischen Beobachtung her können wir uns seiner Meinung durchaus anschließen.

Wir haben außerdem selbst bei ähnlichen Fällen in gleicher Weise durch synchrone EEG-Registrierung Muskelaktivität bei scheinbar rein abortiv-astatischen Anfällen ableiten können, die in enger zeitlicher Beziehung zu den Krampfpotentialen im EEG auftraten und klinisch nicht tastbar waren, also subklinisch abliefen (Abb. 49).

Diese Fälle reichen für eine Beantwortung der aufgeworfenen pathophysiologischen Fragen noch nicht aus; weitere und umfangreiche EEG-EMG-Synchronableitungen sind dazu erforderlich. Aber auf Grund der bisher gesammelten vorwiegend klinischen Erfahrungen ist zu erwarten, daß auch eine breit angelegte Versuchsreihe die bisherigen Befunde und ihre Deutung bestätigen wird.

Nach der Theorie von GASTAUT u. FISCHER-WILLIAMS gehen die myoklonischen Innervationen vom unteren Teil der Formatio reticularis aus. Über von dort her

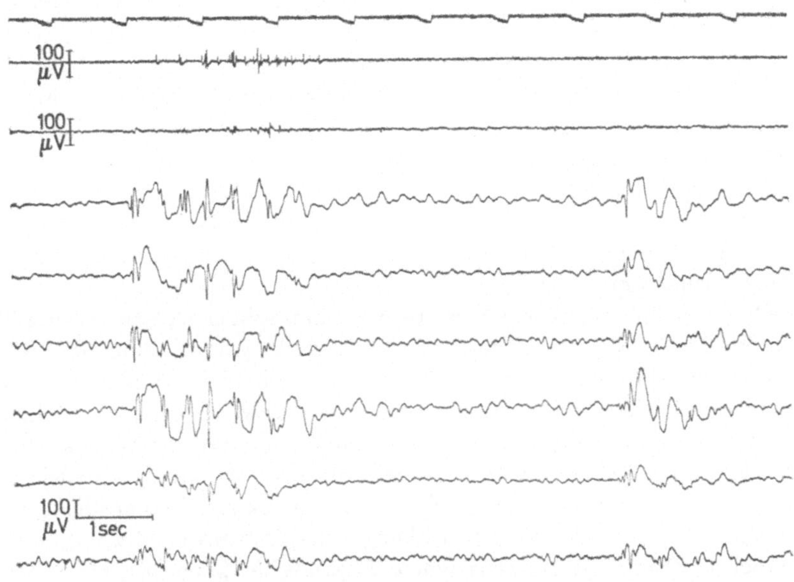

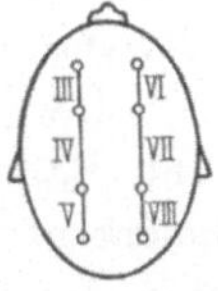

Abb. 49. EEG-EMG-*Synchronschreibung*, Ableitung aus M. triceps (1. Kanal) und M. biceps humeri mit Nadelelektroden. Ableitung im Sitzen: Abortiver astatischer Anfall, leichtes Nach-vorn-Sinken des Kopfes und Rumpfes ohne klinisch erkennbare Myokloni; dennoch Muskelaktivität ableitbar, korreliert mit irregulären SW mit Doppelspikes im EEG. 5jähr. Mädchen, myoklonisch-astatisches Petit Mal und Grand Mal (Fall Nr. 69)

kommende efferente reticulospinale und vestibulospinale Projektionsbahnen erfolgt aber nicht nur eine Aktivierung spinaler Motoneurone, die zur Tonuserhöhung der Muskulatur führt, sondern zugleich auch eine Hemmung des muskulären Tonus. Da die Retikulärzentren, die den Tonus hemmen, weniger gut repräsentiert und weniger wirksam sind als die aktivierenden Zentren, ist der hemmende Effekt bei totaler Aktivierung im allgemeinen gänzlich maskiert. Im Einzelfall kann aber bei unterschiedlicher Ausprägung der bahnenden und hemmenden Strukturen die jeden Anfall innewohnende Hypotonie oder Atonie demaskiert werden [15].

Auch am Spike-wave-Komplex bzw. Polyspike-wave-Komplex ist das Prinzip der Bahnung und Hemmung bzw. Erregung und Bremsung (JUNG) deutbar: die Krampfspitzen als elektrischer Ausdruck der Erregung, die langsamen Wellen als Ausdruck der Bremsung; die Krampfspitzen repräsentieren die myoklonische Innervation, die langsamen Wellen das Hemmungsphänomen, das klinisch in Gestalt einer postmyoklonischen Tonushemmung in Erscheinung treten kann.

[15] Über fokale atonisch-akinetische „Lähmungsanfälle" der „inhibitory epilepsy" corticalen Ursprungs s. S. 2.

Bei solchen pathophysiologischen Überlegungen entsteht sofort die Frage, warum denn nur innerhalb einer bestimmten Altersstufe astatische Anfallssymptome manifest werden. Gerade dem Polyspike-wave-Muster des Impulsiv-Petit Mal müßten doch — nach der Theorie von GASTAUT — häufig astatische Anfälle zuzuordnen sein, und das ist im Pubertäts- bzw. frühen Erwachsenenalter gerade nicht der Fall!

JANZ hat von einer biologischen Betrachtungsweise her die These aufgestellt, daß diejenigen zentralnervösen Strukturen, die gerade im Mittelpunkt der Ausreifungsprozesse stehen, jeweils am störanfälligsten sind, daß also in einem Alter, da die statischen Funktionen heranreifen, auch astatische Anfallssymptome am ehesten auftreten werden. Zwar besteht, wie schon erwähnt wurde (s. S. 93), keine strenge zeitliche Kopplung zwischen dem ersten Auftreten statischer Leistungen und astatischer Anfallsymptome; aber die Entwicklung immer differenzierterer stato-motorischer Leistung erstreckt sich ja über das gesamte Kleinkindesalter, und so vermittelt die These von JANZ eine einleuchtende Erklärung für das Prädilektionsalter unserer Petit Mal-Verlaufsform.

Die Altersspezifität myoklonisch-astatischer Anfallsbilder ist zudem kürzlich mit einem unfreiwilligen Experiment unter Beweis gestellt worden: durch die „Orisul"-Encephalopathie (MATTHES u. KRUSE; MATTHES u. Mitarb.). Nicht das Sulfonamid selbst, sondern — wie wir nachweisen konnten — zeitweilig beim Herstellungsprozeß aufgetretene Verunreinigungsprodukte hatten im Jahr 1962/63 bei etwa 100 Kindern zu zentralnervösen Erscheinungen geführt, die sich klinisch vorwiegend in Form von teils nur myoklonischen, teils typisch myoklonisch-astatischen Anfällen zeigten (vgl. Fall 1 u. 4 der Veröffentlichung von MATTHES u. Mitarb.), vereinzelt bei zeitlicher Dehnung des Anfallsablaufes Absence-Charakter bekamen (vgl. Fall 2), nachts im Schlaf in Gestalt gehäufter Myoklonien in Erscheinung traten und sich über wenige Tage statusartig häufen konnten. Auch das EEG zeigte starke Verwandtschaft zu unserer Petit Mal-Verlaufsform: Zwar entwickelten sich keine Sharp-slow-wave-Muster, aber häufige Ausbrüche typischer irregulärer Spike-waves und Paroxysmen rhythmischer 3—5/sec-Wellen biooccipital und generalisiert. Das bemerkenswerteste Faktum aber war das Erkrankungsalter: Fast nur Kleinkinder zeigten myoklonisch-astatische Anfallsbilder (bei älteren Kindern traten psychische Störungen in den Vordergrund), und die Kurve der Erkrankungsalter stimmte mit der unserer Petit Mal-Verlaufsform überein. Das ist deshalb so bemerkenswert, weil mit Sicherheit dieses weitverbreitete Sulfonamidpräparat Kindern aller Altersgruppen verordnet worden war. Wir haben hier also einen Modellfall für die hirnelektrische und klinische Reaktionsweise des Gehirns im Kleinkindesalter auf eine toxische Substanz vor uns — gleichsam ein „Gelegenheits-Petit Mal", analog den generalisierten Gelegenheitskrämpfen bei Intoxikationen.

In diesem Zusammenhang muß auch die Piperazin-Encephalopathie erwähnt werden, die mit starker, paroxysmal rhythmischer Verlangsamung im EEG einhergeht, gelegentlich auch mit hypersynchronen Potentialen und sich bis zu einem ähnlichen Gelegenheits-Petit Mal entwickeln kann. Wir haben dies bei einem Fall im Kleinkindesalter beobachten können, einem 5jährigen, gesunden Mädchen. 24 Std nach einer lege artis durchgeführten zweitägigen Wurmkur bekam das Kind gehäufte Nickanfälle, die fast eine Woche anhielten.

Der Altersfaktor, d. h. der Reifungsgrad des Gehirns ist aber nur ein Faktor im sicher komplexen Bedingungsgefüge dieser wie aller anderen kindlichen Epilepsien, der Anfallsform und Verlaufsform bestimmt. Der hohe Anteil organischer Hirnschäden bei unseren Kindern weist auf die Bedeutung organischer Faktoren hin, deren Ausmaß und Lokalisation die Epilepsieform wesentlich bestimmt. Besonders für Fälle ohne erkennbare organische Hirnläsion wird auch immer wieder eine bisher unbekannte metabolische Störung vermutet. Endogene, genetische Faktoren sind neuerdings wieder stark in den Blickpunkt des Interesses gerückt, nachdem METRAKOS u. METRAKOS auf die genetische Natur des zentrencephalen EEG hingewiesen haben; auch wir haben darin einen ersten Beitrag zu leisten versucht. Des weiteren ist die Geschlechtsgebundenheit der verschiedenen kindlichen Petit Mal-Verlaufsformen ein mitbestimmender Faktor, dessen Wirkungsweise unklar ist. Allgemein anfallsauslösende Momente wie die Schlaf-Wach-Periodik treten hinzu.

Dieser Vielzahl von in ihrer Wirkungsart meist noch unbekannten Faktoren, die die Epilepsieformen ausprägen, wird die einfache Einteilung in „symptomatische" und „idiopathische" Epilepsien, die auch wir mehr aus didaktischen Gründen beibehalten haben, nur ganz ungenügend gerecht. Wir stimmen mit DOOSE überein, daß die Wertigkeit der verschiedenen Wirkungsfaktoren, die bereits erkannt sind, nur dann richtig eingeschätzt werden kann, wenn möglichst lange, durch das ganze Kindesalter verfolgte Krankheitsverläufe analysiert werden. Auch unsere Darstellung und Analyse krankt an der ungenügenden und nicht auslesefreien Zahl langfristiger Krankheitsverläufe.

Eine Fülle aufgeworfener Fragen muß vorerst unbeantwortet bleiben, eine Fülle von Arbeit bleibt zu tun, um das multifaktorielle Bedingungsgefüge der myoklonisch-astatischen Petit Mal-Epilepsie wie auch anderer kindlichen Epilepsien weiter aufzuhellen.

XXII. Zusammenfassung

1. In der Literatur besteht Uneinigkeit darüber, wie kleine, nicht-fokale epileptische Anfälle des Kindesalters, die mit plötzlichem, generalisiertem oder partiellem Verlust der Haltungskontrolle und des Muskeltonus einhergehen („astatische" bzw. „atonische" Anfälle) und sich mit Myokloni kombinieren können, zu klassifizieren sind, ob Epilepsien mit solchen Anfällen eine selbständige Verlaufsform darstellen oder nicht.

2. Ungeklärt ist ferner die Frage, ob es — entsprechend der Konzeption von HUNT (1922) — rein astatische Anfälle gibt, die mit einem *primären* Verlust des Muskeltonus und der Haltungskontrolle „ohne Bewegung" einhergehen, oder ob auch diesen „akinetischen" Anfällen eine primär „kinetische", d. h. myoklonische Innervation vorangeht, ob es sich also nur um einen sekundären, postmyoklonischen Tonusverlust handelt.

3. An Hand des umfangreichen Krankengutes der Univ.-Kinderklinik Heidelberg und ihrer Epilepsie-Ambulanz wird versucht, von einer möglichst exakten klinischen Beobachtung her die aufgeworfenen Fragen zu beantworten. 82 Fälle mit nicht-fokalen astatischen und myoklonischen Anfallsbildern in pyknoleptischer Häufung standen zur Auswertung zur Verfügung. Diese Fälle, deren Epilepsien nicht mit BNS-Krämpfen begonnen hatten und die keiner typischen Pyknolepsie und keiner Impulsiv-Petit Mal-Epilepsie (nach JANZ u. CHRISTIAN) entsprachen, machen etwa 5% aller kindlichen Epilepsien unserer Klinik aus.

4. Die genaue klinische Beobachtung der im Wachen auftretenden kleinen Anfälle dieser Kinder hat eine Vielzahl von Anfallsformen erkennen lassen, die teils
(mehr) astatischen, teils (mehr) myoklonischen, teils in gleicher Weise myoklonischen wie astatischen Anfallscharakter haben und entweder generalisiert (als Sturzanfälle) oder partiell ablaufen (als Einsacken, Nick- oder Reclinativ-Anfälle); die
Anfälle können sich in ihrer Intensität bis zu blanden Absencen verdünnen und in
ihrer zeitlichen Dauer bis zur myoklonischen Einzelzuckung verkürzen. Bei zeitlicher
Dehnung von Sturz-Anfällen erscheinen gelegentlich Anfallsformen von rein atonischem oder atonisch-myoklonischem Charakter, die sich nicht immer eindeutig als
kleine oder große Anfälle klassifizieren lassen und in der Mitte zwischen atypisch
langdauernden kleinen und abortiv großen Anfällen stehen.

Die Bewegungsrichtung im Anfall ist häufig wechselnd und zeigt Abhängigkeit
entweder von der jeweiligen Lage des Körperschwerpunktes oder von der Intensität
einer klinisch erkennbaren myoklonischen Innervation.

5. Der gesamten Gruppe kleiner Anfälle sind also zwei Charakteristika eigen,
die schon HUNT in der Erstbeschreibung seiner „astatischen" Anfälle herausgestellt
hatte, nämlich myoklonische und astatische Anfallssymptome. Daher wird als Gruppenbezeichnung der Terminus „myoklonisch-astatische Anfälle" gewählt.

Diese Benennung berücksichtigt die auf HUNT zurückgehende historische Überlieferung und beinhaltet außerdem eine pathophysiologische Deutung astatischer Anfälle.

6. Rein astatische Anfälle, die als primärer Tonusverlust imponieren, sind selten.
Wenn bei solchen Anfällen von der klinischen Beobachtung her ein scheinbar rein
astatischer oder atonischer Anfallsablauf diskutiert werden kann, so können doch bei
fast allen Kindern im gesamten Krankheitsverlauf weit mehr Anfallsbilder beobachtet werden, bei denen eine initiale myoklonische Innervation klinisch festzustellen ist.

Im Prinzip kann an JACKSONs Vorstellung festgehalten werden, daß *jedem* epileptischen Anfall eine Muskelanspannung mit nachfolgender -entspannung innewohnt.

7. Auch die EEG-EMG-Synchronschreibung eines Falles von GASTAUT u. REGIS
und eigener Fälle hat die myoklonische Innervation bei astatischem Anfallsablauf aufgedeckt. Die Atonie im Anfallsablauf läßt sich von daher pathophysiologisch als postmyoklonischer Tonusverlust deuten.

8. Sofern eine Kombination mit Grand Mal vorliegt, zeigen auch diese großen
Anfälle eine Polymorphie ihrer Anfallsformen, die von voll ausgebildeten tonischklonischen Grand Mal-Anfällen bis zu abortiv-atonischen oder tonischen Grand
Mal-Anfällen reicht.

9. Ebenfalls vielgestaltig sind die Anfallssymptome im Schlaf. Sie umfassen gehäufte „Schlafzuckungen", die sich phänomenologisch von den physiologischen Einschlafzuckungen nicht unterscheiden, selten auftretende ausgestaltete kleine Anfälle,
die den kleinen Anfällen im Wachzustand entsprechen, typische große Anfälle und
kurze tonische Anfälle, die teilweise milden Salaam-Krämpfen gleichen.

Letztere können — besonders in Phasen statusartiger Häufung kleiner Anfälle
im Wachen oder während Petit Mal-Staten — so abortiv werden und sich „pyknoleptisch" häufen, daß auch im Schlaf die Trennungslinie zwischen „großem" und
„kleinem" Anfall verwischt wird. Nach der EEG-Anfallsaktivität allerdings lassen
sich diese tonischen Anfälle als abortive Grand Mal-Anfälle klassifizieren.

10. Kinder mit myoklonisch-astatischen Anfällen zeigen in typischen Fällen charakteristische gemeinsame Merkmale ihres Krankheitsverlaufes:

a) Die myoklonisch-astatischen Anfälle beginnen im Kleinkindesalter und treten täglich pyknoleptisch, besonders nach dem Erwachen und in Phasen der Ermüdung auf.

b) Der Krankheitsverlauf zeigt Crescendo-Decrescendo-Charakter mit statusartiger Häufung kleiner Anfälle.

c) Der Epilepsieverlauf gipfelt nicht selten und viel häufiger als bei anderen Epilepsieformen in meist wiederholt auftretenden Petit Mal-Staten, die Wochen und Monate andauern können und deren klinisches Bild wieder die akinetisch-astatisch-myoklonische Anfallssymptomatik in wechselnder Ausprägung zeigt und phasenweise einer Pseudobulbärparalyse ähnlich werden kann.

d) In der Regel liegt eine Kombination mit Grand Mal vor; die Epilepsie beginnt dann meist mit einem Grand Mal-Vorspiel.

e) Das Anfallsleiden erweist sich häufig — zumindest über längere Krankheitsphasen — therapieresistent, so daß meist das gesamte Repertoire der zur Zeit zur Verfügung stehenden Antiepileptica einschließlich der Corticosteroide und des ACTH zum Einsatz kommt.

f) Die Prognose ist für das gesamte Kollektiv nicht günstig zu stellen, hängt aber in der Regel ab von der Schwere der meist bereits vor Epilepsiebeginn erkennbaren Hirnschädigung. $2/3$ unserer Fälle sind nach unserer Definition als symptomatische Epilepsie zu klassifizieren.

11. Diese Verlaufsmerkmale rechtfertigen bereits klinisch eine nosologische Sonderstellung mit der Bezeichnung „myoklonisch-astatisches Petit Mal". Der Terminus „Petit Mal" impliziert in dem von uns gebrauchten Sinn weder eine Zuordnung zu einem ätiologischen Merkmal („idiopathische" oder „genuine" Epilepsie) noch zu einem EEG-Typus („zentrencephales" EEG), sondern allein zu einem klinischen Merkmal, nämlich einer altersabhängigen Verlaufsform kleiner epileptischer Anfälle.

12. Tatsächlich haben aber die eingehenden EEG-Untersuchungen ergeben, daß fast allen Kindern dieser Petit Mal-Verlaufsform auch ein EEG-Merkmal eigen ist, nämlich generalisierte hypersynchrone Potentiale entweder in Form des Spike-wave-Variant (Sharp-slow-wave-Muster, „Petit Mal-Variant") oder der irregulären und atypischen Spike-waves; in ganz vereinzelten Fällen können vorwiegend bei älteren Kindern typische 3/sec-Spike-waves und rasche regelmäßige Spike-waves zu irregulären Spike-waves hinzutreten.

Diese EEG-Merkmale des Intervall-EEG im Wachen wiederholen sich im Anfalls-EEG (im Wachen) ebenso wie im Petit Mal-Status.

13. Die EEG-Befunde während der Petit Mal-Staten können einer („modifizierten") Hypsarrhythmie gleichen. Umgekehrt weisen (modifizierte) Hypsarrhythmien, die im Kleinkindesalter erstmals nachgewiesen werden, auf einen klinischen Petit Mal-Status hin. Wir haben auf diese Weise wiederholt erst vom EEG her Petit Mal-Staten auch klinisch erkannt.

14. Von daher wird die Hypothese gewagt, ob nicht vielleicht jede Hypsarrhythmie, auch die des Säuglingsalter, Ausdruck eines Petit Mal-Status ist, der als solcher klinisch, mangels entsprechender Untersuchungsmethoden zur Prüfung der Bewußtseinslage nicht verifizierbar ist.

15. EEG-Familien-Untersuchungen haben keinen Anhalt dafür ergeben, daß die EEG-Merkmale „generalisierte bilateral synchrone langsame, irreguläre oder rasche

Spike-waves" innerhalb unseres Kollektivs in einem ins Gewicht fallenden Prozentsatz vererbt wird. Im Vergleich zu den Untersuchungen von METRAKOS u. METRAKOS war aber die Gruppe von Probanden mit idiopathischer Epilepsie und stets nur zentrencephalem EEG innerhalb unseres Kollektivs zu klein. Möglicherweise weist aber das unspezifische EEG-Merkmal „paroxysmale bilateral synchrone Zwischenwellen", das in einem höheren Prozentsatz bei Probanden-Geschwistern im Prädilektionsalter für eine Petit Mal-Verlaufsform gefunden wurde, auf eine genetische Komponente hin.

Auch die anamnestisch erfragte familiäre Anfallsbelastung hat keine Besonderheit gegenüber gemischten Epilepsieformen ergeben.

16. Wie bei anderen altersabhängigen Petit Mal-Verlaufsformen ist auch beim myoklonisch-astatischen Petit Mal ein klinisch-elektrencephalographischer Verlaufswandel zum Petit Mal der nächst höheren Altersstufe (Pyknolepsie) eine Rarität. Der innerhalb unseres Kollektivs bei einem Fall nachgewiesene Verlaufswandel hat auch zu keiner typischen Pyknolepsie geführt.

17. Einzelfälle und besonders Geschwistererkrankungen zeigen aber die nosologische Verwandtschaft zur Pyknolepsie und zum Impulsiv-Petit Mal bzw. zu Petit Mal-Verlaufsformen, die weder der einen noch der anderen Verlaufsform sicher zuzuordnen sind („indifferentes" vorwiegend myoklonisches Petit Mal).

18. Ein Verlaufswandel aus der nächst niederen Altersstufe, der der BNS-Krämpfe des Säuglingsalters, zu einem myoklonisch-astatischen Petit Mal scheint aber häufiger zu sein.

Zahlenangaben über die Häufigkeit eines solchen Verlaufswandels liegen nicht vor. Solche Kinder wurden in unser Kollektiv nicht aufgenommen (ausgenommen die Fälle, deren Petit Mal mit isolierten Nick-Anfällen im Säuglingsalter eingesetzt hatte ohne Blitz- und ohne Salaam-Krämpfe, auch ohne Hypsarrhythmie im EEG), da erst alle mit BNS-Krämpfen im Säuglingsalter beginnenden Epilepsieformen auf einen solchen Verlaufswandel hin überprüft werden müssen.

19. Die Altersabhängigkeit myoklonisch-astatischer Anfälle ist kürzlich durch den unfreiwilligen „Modellversuch" der „Orisul"-Encephalopathie unter Beweis gestellt worden. Nur Kleinkinder erkrankten in Form eines solchen „Gelegenheits-Petit Mal". In gleiche Richtung weist auch die Piperazin-Encephalopathie.

Damit übereinstimmend fügt sich die Verteilungskurve des Erkrankungsalters an myoklonisch-astatischem Petit Mal gut ein zwischen die bisherigen 3 Petit Mal-Verlaufsformen: Propulsiv-Petit Mal mit Erkrankungsgipfel in der Mitte des 1. Lebensjahres, myoklonisch-astatisches Petit Mal mit Erkrankungsgipfel im 4. Lebensjahr, Pyknolepsie 6.—8. Lebensjahr.

20. Von daher wird gefordert, die bisherige Petit Mal-Trias (Propulsiv-Petit Mal, Pyknolepsie, Impulsiv-Petit Mal) entsprechend der ursprünglichen Konzeption von LENNOX und DAVIS (1950) durch Einfügung des „myoklonisch-astatischen Petit Mal" zur Petit Mal-Tetrade zu erweitern.

Anhang: Fallbeispiele

Fall Nr. 15, Leo G., 7 J.

Diagnose: Idiopathische Epilepsie mit familiärer Belastung. Myoklonisch-astatisches Petit Mal mit Petit Mal-Status und Grand Mal-Epilepsie.

Nach unauffälliger psychomotorischer Entwicklung bekommt der Junge im Alter von $2^3/_4$ Jahren vor allem bei Ermüdung in den Nachmittagsstunden täglich gehäuft kleine Anfälle: Er neigt sich plötzlich und ruckartig *nach hinten* oder *fällt rückwärts,* steht sofort wieder auf, blickt einen Moment abwesend und ratlos, weint kurz auf und spielt weiter.

Das wenig später abgeleitete EEG zeigt häufige, 1—3 sec dauernde Ausbrüche generalisierter irregulärer und atypischer Spike-waves mit Einstreuung von Doppelspikes (Abb. 18, S. 38); klinisch werden dabei — im Liegen — eine blitzartige generalisierte Zuckung oder — bei Ableitung mit abgestütztem Kopf — ein leichtes *Zurückrucken des Kopfes* beobachtet.

Unter Ethosuximide bleibt der Junge 8 Wochen anfallsfrei von kleinen Anfällen, obwohl während dieser Zeit der 1. große Anfall morgens nach dem Aufwachen beim Spielen im Bett auftritt. Dann kommen erneut gehäufte kleine Anfälle oft heftiger Intensität, jetzt vorwiegend mit *Sturz nach vorn* mit häufigen Verletzungen von Gesicht und Knien, isolierte „*Nicker*" oder nur „*schreckhaftes*" Zusammenzucken.

Wegen Überdosierung werden alle Antiepileptica abgesetzt; binnen 5 Tagen entwickelt sich danach ein *Petit Mal-Status,* der zur stationären Aufnahme führt. Das Anfallsbild der einzelnen Anfälle im Status hat sich jetzt erneut gewandelt; sie dauern jetzt durchschnittlich 30—40 sec, der Junge ist dabei bewußtseinsgetrübt, reagiert träge und blickt starr; Einzelmyokloni wechselnder Intensität treten symmetrisch oder irregulär verteilt an Armen, Rumpf und Kopf (Nicker) auf, wobei er Gegenstände aus der Hand verliert, oft im Abstand von wenigen Sekunden mehrmals während eines Anfalles, wobei dann heftigere Stöße zum Sturz in wechselnder Richtung führen, ohne daß der Anfall damit beendet wäre. Zwischen den myoklonischen Stößen zeigt der Junge Automatismen der Hände wie Wedel- oder Nestelbewegungen, Spreizen der Finger, aber keine oralen Automatismen oder vegetative Zeichen. Klinisch lassen sich fast 30 Anfälle in $^1/_2$ Std zählen, d. h. etwa jede Minute ein Anfall, anfallsfreie Pausen 10—25 sec.

Im EEG während des Petit Mal-Status findet sich eine Anfallsaktivität aus hohen langsamen Wellen mit eingestreuten Spitzen und Sharp-waves, die sich häufig, aber nicht konstant, mit einigen langsamen Wellen zu raschen irregulären Spike-wave-Komplexen verbinden; generalisierte Spitzenpotentiale sind mit Myokloni verbunden, nur kurzfristig ist krampfpotentialfreie, deutlich verlangsamte Grundaktivität dazwischen geschoben.

Nach Wiederbeginn einer Succinimid-Therapie mit Ethosuximide sistiert der Petit Mal-Status innerhalb von 4—5 Tagen, wenig später wird der Junge auch anfallsfrei von kleinen Anfällen, nachdem der 2. und letzte Grand Mal aufgetreten ist (bisherige anfallsfreie Katamnese 4 J., seit 2 Jahren ohne Therapie).

Psychisch, neurologisch und luftencephalographisch ist der Junge unauffällig, jedoch familiär mit Epilepsie belastet. Die Mutter hatte im Alter von 15—24 Jahren eine Schlafepilepsie, ihr EEG ist jetzt im Alter von 36 J. o. B.; auch die Mutter der Mutter hatte eine Epilepsie; die Schwester des Patienten zeigt im EEG eine deutliche, aber nicht paroxysmale diffuse Dysrhythmie.

Fall Nr. 20, Jürgen H., 7 J.

Diagnose: Idiopathische Epilepsie. Mehr myoklonisches Petit Mal und Grand Mal-Schlafepilepsie.

Die Epilepsie beginnt mit einem typischen Grand Mal-Anfall im Alter von $3^8/_{12}$ Jahren, in mehrmonatigen Abständen folgen 4 weitere Grand Mal-Anfälle, die später stärker tonisch ablaufen, alle aus dem Nachtschlaf vor dem Erwachen.

Gleich im Anschluß an den 1. großen Anfall werden fast jeden Tag kleine Anfälle bemerkt: Der Junge erstarrt in seiner Bewegung und gibt einen kurzen aufstöhnenden, inspiratorisch *aufjuchzenden Laut* von sich; zugleich, aber nicht konstant, zeigt er 1—2 milde, symmetrische Armmyokloni ohne großen Bewegungseffekt und ohne Gegenstände aus der Hand zu verlieren, außerdem geht er mit dem Kopf leicht nach vorn, z. T. erfolgt eine *Nickbewegung.* Danach bleibt er noch mehrere Sekunden (evtl. mehr als 10 sec) mit starrem Blick völlig bewegungslos und reagiert nicht auf Anruf. Kürzere milde Anfälle bestehen nur aus einem einmaligen, mehr spürbaren als sichtbaren Zusammenzucken.

Diese kleinen Anfälle, die sich auch durch die Hyperventilation provozieren lassen, treten anfangs irregulär über den Tag verteilt, dann bevorzugt bei Ermüdung, schließlich — unter der antiepileptischen Therapie — *vorzugsweise aus dem Schlaf* auf, entweder nach dem Einschlafen oder vor dem Erwachen, besonders in den frühen Morgenstunden, aber auch aus dem Mittagsschlaf: Der Junge setzt sich abrupt auf oder kommt etwas mit dem Kopf in die Höhe, sagt deutlich vernehmbar „Ha" und zuckt wenige Male symmetrisch mit beiden Armen, legt sich zurück und schläft weiter.

Die bisherige antiepileptische Therapie einschließlich der mit Succinimiden hatte keinen sicheren Effekt auf die Anfallsfrequenz (bisheriger Verlauf 4 Jahre), Besserungen der Anfallsfrequenz sind fraglich und erwecken mehr den Eindruck spontaner Schwankungen im Verlauf. Niemals wird der Junge anfallsfrei, insbesondere nicht von *nächtlichen „Ha"-Anfällen.*

Neurologisch, luftencephalographisch und psychisch ist das Kind o. B., die Familienuntersuchung verläuft negativ.

Im EEG neben generalisierten Theta-Ausbrüchen und 3/sec-Wellen-Gruppen parieto-occipital (Abb. 39, S. 60) irreguläre Spike-waves im Intervall wie im Anfall; im Schlaf Polyspikes und Polyspike-waves, dsgl. unter der Photostimulation irreguläre rasche Spike-waves mit eingestreuten Polyspikes und Auslösung eines Anfalles mit Myokloni und Umdämmerung.

Fall Nr. 22, Fritz K., $7^8/_{12}$ J.

Diagnose: Symptomatische Epilepsie unklarer Ätiologie mit Hemiplegie links und Grenzbefund zur Debilität. Myoklonisch-astatisches Petit Mal, Petit Mal-Staten, Grand Mal-Schlafepilepsie und Mal-Anfälle.

Ab dem Alter von 6 Mon. werden ausschließlich an den Schlaf gebundene, und zwar ganz vorwiegend kurz nach dem Einschlafen auftretende generalisierte Krampfanfälle beobachtet, erst in mehrmonatlichen Abständen als *gehäufte Infekt-Krämpfe* (10—15 Grand Mal), dann ab dem Alter von 3 Jahren ohne ersichtlichen Anlaß als links fokal betont ablaufende Grand Mal- und Hemi-Grand Mal-Anfälle in mehrwöchentlichen Abständen.

Mit $3^1/_2$ Jahren treten kleine Anfälle auf, zunächst nur vereinzelt kurz vor und kurz nach einem großen Anfall: plötzliches *In-sich-Zusammensacken* und unmotiviertes Hinfallen, auch leichtes *Nicken* und *Blinzeln;* der Anfallscharakter dieser Symptome wird von den Eltern zunächst nicht erkannt und als medikamentöse Überdosierung mißdeutet.

Nach statusartiger Häufung der kleinen Anfälle treten ab dem Alter von knapp 4 Jahren jährlich 1—3 *Petit Mal-Staten* von wochen- bis monatelanger Dauer auf, wobei jede Minute 1—3 kleine Anfälle über 3—10 sec Dauer zu beobachten sind mit folgenden Anfallsbildern, die einzeln oder in wechselnder Kombination auftreten: Einmaliges oder mehrmals schauerartig hintereinander erfolgendes Insichzusammenzucken, Einzel-Nicker oder rhythmisches Vorwärtsnicken, milde Blinzelanfälle mit rhythmischen 2/sec Blinzelbewegungen der Lider und Vorsinken des Kopfes mit starrem Blick, einfache blande Absencen mit Reaktionslosigkeit ohne motorische Erscheinung oder Tonusverlust, im Stehen aber häufiges blitzartiges oder gleitend schlaffes Zusammensacken (Abb. 2, S. 7), so daß der Junge nicht mehr frei laufen gelassen werden kann, auch nicht mehr frei laufen will. Darüber hinaus ist er in seinem psychischen Tempo insgesamt deutlich verlangsamt, apathisch, spielunlustig, sprachlicher Kontakt ist herzustellen, die Sprechweise ist abgehackt und erfolgt im Telegrammstil.

Anläßlich der ersten Vorstellung mit $4^1/_2$ Jahren wird bei der neurologischen Untersuchung eine leichte spastische Hemiparese links festgestellt, die von den Eltern bisher nicht bemerkt worden ist; röntgenologisch zeigt der Schädel eine Hypoplasie der rechten Seite, im PEG beiderseitig Seitenventrikelerweiterungen rechts mehr als links.

Psychisch liegt keine Wesensveränderung vor, die Intelligenzleistungen liegen an der Grenze zur Debilität.

Im EEG epileptogener Herd (Sharp-slow-wave-Focus) rechts zentral mit hemilateraler Ausbreitung und Generalisationstendenz, daneben besonders im Anfall und im Petit Mal-Status streng bilateral synchron generalisierte Spike-wave-Variant-Muster.

Therapeutisch verlieren die Medikamente aus der Gruppe der Oxazolidine, Succinimide und Benzodiazepine mehr und mehr ihre Wirkung, auch das intravenöse Valium vermag später nicht mehr einen Petit Mal-Status zu unterbrechen.

Fall Nr. 23, Uwe K., $5^{10}/_{12}$ J.
Diagnose: Symptomatische Epilepsie unklarer Ätiologie mit pathologischem PEG und familiärer Epilepsiebelastung. Myoklonisch-astatisches Petit Mal, diffuse Grand Mal-Epilepsie mit Übergang in Schlaf-Epilepsie.

Nach unauffälliger psychomotorischer Entwicklung setzt die Epilepsie im Alter von knapp 3 Jahren mit einem dreimonatlichen Grand Mal-Vorspiel aus 3 typischen Grand Mal-Anfällen ein, dann treten kleine Anfälle hinzu: Der Junge „knickt wie ein Streichholz zusammen" und *fällt* im Stehen *schlaff nach vorn,* gelegentlich *auch nach hinten* und steht sofort wieder auf, oder es sinkt nur der Kopf kurz nach vorn, oft mehrmals in kurzen Abständen (kurze Serien von *Nick-Anfällen). Die*

Anfallsdauer liegt unter 1 sec. Etwas später jedoch werden während eines stationären
Aufenthaltes auch außergewöhnlich *langdauernde kleine Anfälle* beobachtet, wobei
das Kind nach blitzartigem Fall schlaff und bewußtlos am Boden liegen bleibt mehr
als 1 min lang, ohne Kloni und ohne Bewußtlosigkeit. Von solchen Anfallsbildern
her gibt es *Übergänge zu großen Anfällen*, d. h. der Junge ist bei anderen Anfällen
sicher bewußtlos und reaktionslos, während er schlaff mit leicht stöhnender, seufzen-
der Atmung am Boden liegt und einnäßt *(atonischer Grand Mal-Anfall* über mehrere Minuten), dann kommt er langsam wieder zu sich und hält einen Nachschlaf.
Oder der Junge zeigt — ohne tonisches Stadium — im Zustand schlaffer Bewußtlosigkeit wiederholt vereinzelte, diskontinuierlich auftretende symmetrische Kloni
(atonisch-klonischer Grand Mal-Anfall), oder er ist sofort bei Anfallsbeginn nach er-
folgtem Sturz steif (nur tonischer Grand Mal-Anfall).

Diese verschiedenartigen, meist abortiven großen Anfälle lassen anfangs keine
Bindung an den Schlaf-Wach-Cyclus erkennen. Nach mehreren Monaten treten
aber bevorzugt kurze tonische Anfälle aus dem Schlaf heraus, oft mehrmals in einer
Nacht auf: Plötzliche tonische Starre mit Abstrecken der Extremitäten, opisthotones
Aufbäumen, kurzes Aufstöhnen, in der Regel nach wenigen Sekunden plötzliches Er-
schlaffen, selten dauern diese tonischen Anfälle 10—20 sec; ohne zu erwachen, wird
der Schlaf fortgesetzt.

Im Schlaf-EEG dieser Krankheitsphase können dementsprechend wiederholt im
Schlafstadium B—C subklinische, hirnelektrisch generalisierte Anfälle vom „Grand
Mal-Typ" über 3—5 sec Dauer abgeleitet werden (Abb. 44). Die übrigen Befunde
von 16 EEG-Untersuchungen, durchgeführt in 1¹/₂ Jahren, sind außerordentlich wechselnd: Niemals ist die Grundaktivität normal, stets allgemein verlangsamt in wechselnder Intensität, häufig ist eine paroxysmale Störung in Form von generalisiert bilateral synchronen Delta- oder Theta-Wellenausbrüchen oder von Gruppen rhythmischer langsamer bioccipitaler Wellen vorhanden. Vereinzelte generalisierte Ausbrüche irregulärer Spike-waves vorwiegend rascherer Frequenz im Wachen oder generalisierte Polyspike-waves nur im Schlaf wandeln sich in Krankheitsphasen mit statusartiger Häufung kleiner Anfälle zum Bild der *modifizierten Hypsarrhythmie* um,
mit vorherrschenden Spike-wave-Variant-Mustern in langen Paroxysmen mit Einstreuung von Multispikes. Der vom EEG her ausgesprochene *Verdacht auf einen
Petit Mal-Status* wird klinisch nicht bestätigt.

Niemals findet sich ein Herdbefund im EEG, obwohl das PEG pathologisch ist
(Erweiterung des dritten Ventrikels und der Seitenventrikel links mehr als rechts)!

Neurologisch ist der Junge o. B., psychisch bezüglich der Intelligenz im unteren
Normbereich, es besteht eine hirnorganische Wesensveränderung i. S. des erethischen
Syndroms mit Affektlabilität und Distanzlosigkeit.

Die *Familienuntersuchung* der Eltern und 2 Geschwister verläuft negativ, auch
das Wach-EEG des Vaters, der seit dem Alter von 30 Jahren eine Schlaf-Epilepsie hat.
Fall Nr. 37 u. 38 s. Tabelle 13, S. 74 .

Fall Nr. 48, Helga V., 5 J.
Diagnose: Symptomatische Epilepsie nach perinataler Hirnschädigung mit Neu-
geborenen-Krämpfen. Abortives myoklonisch-astatisches Petit Mal.

Das jetzt 5¹/₄ Jahre alte Mädchen, ruhig und nicht wesensverändert, aber psychisch
und vor allem sprachlich entwicklungsverzögert, hat eine sicher perinatale Hirn-

schädigung: Frühgeburt von 1800 g, blaue Asphyxie, Krämpfe und häufige asphyk-
tische Anfälle in der Neugeborenen-Phase.

Im Alter von 4¹/₂ Jahren werden die ersten Anfälle bemerkt: Das Kind unterbricht die Tätigkeit des Essens, Laufens, Spielens usw. und ist nicht ansprechbar, bekommt einen müden Gesichtsausdruck dadurch, daß sich die Lider leicht senken und
die Bulbi dabei etwas nach oben drehen. Das Kind hält sich fest, bleibt aber auch
ohne Halt meist sicher stehen oder sackt nur leicht in den Knien ein. Bei heftigeren
Anfällen erfolgt ein stufenweises Nicken des Kopfes zugleich mit symmetrischen
milden Arm-Myokloni und unregelmäßiger Atmung, wobei leise kurze „He"- oder
„Hm-Hm"-Läute hörbar werden, je nach dem, ob der Mund geöffnet oder geschlossen ist. Gelegentlich erfolgt Einnässen. Anfallsdauer 2—8 sec, z. T. kurze Serien
(5 Anfälle in 5 min), vermehrtes Auftreten nach dem morgendlichen Aufstehen.

Während der EEG-Ableitung im Liegen mit zugebundenen Augen werden bei
kurzdauernden Ausbrüchen hypersynchroner Aktivität keine klinischen Beobachtungen gemacht, bei längeren Ausbrüchen sind unregelmäßigere verstärkte Atemzüge
zu registrieren.

Nach jedem längeren Ausbruch weint das Kind regelmäßig kurz auf. Erst bei der
Ableitung im Sitzen mit geöffneten Augen wird der *astatische Anfallscharakter* sichtbar: Die Lider sinken ab, leichtes Nachgeben in der Körperhaltung, einmaliges leichtes Nach-vorn-Sinken des Kopfes, vereinzelt Myokloni.

Im Intervall- wie im Schlaf-EEG besteht die Form der generalisierten hypersynchronen Potentiale aus kompakten irregulären Spike-waves, eingeleitet durch
Polyspikes bzw. Polysharp-waves; daneben läßt sich ein sicherer epileptogener
Herd links-parietal-zentral mit Ausdehnungstendenz über die ganze linke Hemisphäre feststellen (EEG-Abb. 21 c, 27 u. 34).

Neurologisch ist das Mädchen o. B., psychisch debil, PEG und Familienuntersuchung nicht durchgeführt.

Fall Nr. 54, Birgit Th., 11⁶/₁₂ J.
Diagnose: Idiopathische Epilepsie mit familiärer Belastung (Bruder: Myoklonisch-astatisches Petit Mal, Fall Nr. 55). Indifferentes, mehr myoklonisches Petit Mal
und Aufwach-Grand Mal.

Bei der Schwester des Patienten Stefan Th. (Fall Nr. 55), die schon immer ein
dickliches, in Motorik und psychischem Tempo auffallend ruhiges, ja träges Kind gewesen war, werden die ersten kleinen Anfälle im Alter von 4¹/₂ Jahren bemerkt: ein
einmaliges *zuckendes „Zusammenfahren"* der Arme oder 2—6 *rasch aufeinanderfolgende Myokloni* der leicht gebeugten Arme in einer Frequenz von 5—4 pro sec
ohne großen Bewegungseffekt, aber auch von heftigerer Intensität, so daß Gegenstände aus der Hand verloren oder umgestoßen werden. Die Anfallsdauer beträgt
meist 2—3 sec, dabei ist das Mädchen *bewußtseinsgetrübt*, unterbricht die jeweilige
Tätigkeit, z. B. das Sprechen oder verliert den Gedankenfaden; gelegentlich Einnässen. Niemals führen kleine Anfälle zum Sturz oder Einsacken in den Knien, selten
ist eine angedeutete *Nickbewegung* des Kopfes zu erkennen. Das Mädchen ist durch
diese gehäuft auftretenden kleinen Anfälle wenig beeinträchtigt, wohl aber durch
Petit Mal-Staten.

Ab einem Alter von 8 Jahren treten wiederholt in mehrmonatlichen bis mehrwöchentlichen Abständen Petit Mal-Staten auf. Das Mädchen will dann beim mor-

gendlichen Erwachen nicht aufstehen, bleibt leicht umdämmert im Bett liegen und
zeigt häufig milde Myokloni der Arme und des Mundes. Es kann dann nicht sprechen, näßt wiederholt ein, macht sich aber bemerkbar und befolgt Anordnungen,
kann aufstehen und allein essen. Dauer der Dämmerzustände durchschnittlich 2 Std
($^1/_2$—20 Std).

Nach dem Auftreten von Grand Mal-Anfällen im Alter von knapp 11 Jahren
werden die Petit Mal-Staten häufig durch einen großen oder durch den zweiten
Grand Mal-Anfall des gleichen Tages beendet. Überhaupt geht den großen Anfällen meist eine kurze statusartige Häufung kleiner Anfälle voraus. Das Erscheinen
großer Anfälle ist abhängig von der Menstruation, erfolgt in mehrwöchigen Abständen, stets nach dem Aufstehen bzw. in kurzen Serien (z. B. 4 Grand Mal an einem
Tag), wobei die Serie durch einen morgendlichen Grand Mal-Anfall eröffnet wird.

Eine wirkungsvolle Therapie der kleinen Anfälle konnte bisher nicht gefunden
werden; Succinimide, Oxazolidine, Barbiturate, Hydantoine und Benzodiazepine
waren ohne sicheren oder ohne anhaltenden Effekt.

Neurologisch ist das Mädchen o. B., ein PEG wird nicht durchgeführt, psychisch
besteht eine enechetische Wesensveränderung, die Intelligenzleistungen liegen im unteren Normbereich.

Im EEG finden sich im Anfall wie im Intervall rasche 5—4/sec-Spike-wave-Aus-
brüche, die bei längerer Dauer über 2—3 sec sehr regelmäßig bilateral synchron generalisiert ausgebildet und durch Hyperventilation auslösbar sind. Im Intervall bei normaler Grundaktivität rhythmische 3—4/sec-Wellen-Gruppen occipital oder in Form
kurzer generalisierter Ausbrüche.

Familienuntersuchung: s. Tab. 13, S. 74.

Fall Nr. 55, Stefan Th., $4^6/_{12}$ J.

Diagnose: Idiopathische Epilepsie mit familiärer Belastung (Geschwistererkrankung: Schwester Fall Nr. 54). Myoklonisch-astatisches Petit Mal und diffuse Grand
Mal-Epilepsie.

Alter beim 1. Anfall: $3^1/_4$ Jahre.

Alter beim 1. Grand Mal-Anfall (als Infektkrampf): 2 Jahre.

Epilepsiedauer: bisher $2^1/_2$ Jahre.

Neurologisch o. B., PEG nicht durchgeführt.

Therapieresistent: Phenytoin, Phenobarbital, Primidone, Ethosuximide, Beno-
diazepine, „Tegretal", Oxazolidine ohne Effekt, flüchtige Besserung durch ACTH
nur während der Kur, dafür Provokation von Grand Mal; Mesuximide und ketogene
Diät führt zu leichter Besserung.

A. Formen kleiner Anfälle, die im Wachen nacheinander zur Beobachtung kommen:

1. *Nick-Anfall:* Einmaliges Kopfnicken wechselnder Intensität.

2. *Nick-Anfall mit Absence:* Nach initialer Nickbewegung für 2—3 sec in schlaff
gebeugter Haltung umdämmert.

3. *Sturz-Anfall:* Meist nach vorn, vereinzelt nach hinten, sofortiges Wiederaufstehen.

4. *Sturzanfall mit Absence:* Nach initialem Sturz für 5—10 sec schlaffes Liegenbleiben mit Umdämmerung.

5. *Absence mit Sturzanfall:* Beginn mit Bewußtseinstrübung, dann erst Sturz,
sofortiges Wiederaufstehen.

6. *Absence mit Gesichtsmyokloni:* Feines Blinzeln der Lider. Myokloni der Mundwinkel (keine oralen Automatismen), Dauer 2—5 sec.

7. *Tonischer Beugeanfall:* Tonische Beugung des Oberkörpers mit Anheben der Arme und Blässe des Gesichts für 5—10 sec, beendet durch tiefen Atemzug *(ähnlich Salaamkrampf,* auf dem Höhepunkt des Verlaufes vereinzelt, nicht pyknoleptisch auftretend).

B. Petit Mal-Status:
Dämmerzustände von stunden- bis wochenlanger Dauer, phasenweise mit Anfallssymptomen wie Blinzeln, Nicken, vor allem mit Einzelmyokloni (symmetrisch und asymmetrisch) verbunden; phasenweise als blande Umdämmerung ohne motorische Anfallsymptome (akinetischer Petit Mal-Status mit Bewußtseinstrübung, völliger Antriebslosigkeit, Einspeicheln, Schluckschwierigkeiten usw., ähnlich einem pseudobulbär-paralytischen Bild).

C. Anfallssymptome im Schlaf:
1. Statusartig gehäufte „*Schlafzuckungen*" über Stunden oder über die ganze Nacht: Einzelmyokloni generalisiert oder partiell, symmetrisch oder asymmetrisch im Bereich des Gesichtes und der Extremitäten.

2. *Große Anfälle:* Typisch tonisch-klonisch generalisierte oder abortiv tonisch-klonische bzw. nur klonische Krampfanfälle.

3. *Tonische Anfälle:* Während der Krankheitsphase der Petit Mal-Staten im Schlaf tonisches Anbeugen des Rumpfes mit Aufstöhnen, Dauer 2—35 sec, z. B. 18mal in 9 Std während des Nachtschlafes.

D. Große Anfälle im Wachen:
1. Typische tonisch-klonische Grand Mal-Anfälle.
2. Abortiver, *atonischer-klonischer Grand Mal*-Anfall: Nach Sturz schlaffes Liegenbleiben, wenige symmetrische Kloni generalisiert oder partiell nur der Arme oder des Gesichtes, Nachschlaf.

3. *Atonischer Grand Mal*-Anfall: Sturz, schlaffes Liegenbleiben, Bewußtlosigkeit ohne Kloni, Einnässen, Nachschlaf.

EEG: Im Intervall-EEG im Wachen typisches langsames oder rasches Spike-wave-Variant-Muster; Anfalls-EEG im Wachen: vorwiegend irreguläre Spike-waves; während Petit Mal-Status relativ regelmäßiges Spike-wave-Variant. Kein Herdbefund.
Familienuntersuchung s. Tab. 13, S. 74.

Fall Nr. 57, Waltraud W., 8 J.
Diagnose: Symptomatische Epilepsie unklarer Ätiologie mit erethischer Imbezillität und familiärer Epilepsiebelastung. Myoklonisch-astatisches Petit Mal.

Mit reichlich 4 Jahren fällt den Angehörigen auf, daß das Mädchen täglich unmotiviert hinfällt und sogleich wieder aufsteht, als ob nichts gewesen wäre. Die Eltern führen dies auf einen unbeholfenen Gang zurück und stellen das Kind beim Orthopäden vor, der Einlagen verschreibt.

Als aber 2 Monate später das Kind an einem Tag in kurzem Abstand 20mal hintereinander *nach vorn oder nach hinten stürzt,* wird den Eltern der Anfallscharakter klar; ein Kinderarzt nimmt eine Einstellung auf Phenytoin vor, worunter rasch Anfallsfreiheit eintritt. Als wegen Überdosierungserscheinung das Medikament abgesetzt wird, erfolgt ein promptes Rezidiv; nach Umsetzen auf Primidone wiederum anhaltende Anfallsfreiheit (Katamnese 3¹/₂ J.).

Die Ätiologie der Epilepsie ist unklar, an der symptomatischen Natur des Anfallsleidens besteht kein Zweifel: Die psychomotorische Entwicklung vor Erkrankungsbeginn ist stark verzögert verlaufen, das Kind muß jetzt als imbezill eingestuft werden und ist nicht hilfsschulfähig (IQ ca. 46), zudem ausgeprägt erethisch wesensverändert. Die Mutter hatte eine Grand Mal-Epilepsie und verstarb an einer Sturzverletzung durch Grand Mal-Anfall. Die gesunde jetzt 3¹/₂ Jahre alte Schwester hat ein pathologisches EEG in Form von bioccipitalen 4/sec-Wellen-Gruppen. Die Patientin selbst zeigt im EEG ausgeprägte 3/sec-Wellen-Paroxysmen bilateral synchron generalisiert, jedoch keine Spike-waves bei nur zweimaliger EEG-Ableitung gerade in einer anfallsfreien Verlaufsphase.

Fall Nr. 59, Heidi W., 9 J.

Diagnose: Symptomatische Epilepsie wahrscheinlich pränataler Ätiologie mit Imbezillität und familiärer Epilepsiebelastung. Myoklonisch-astatisches Petit Mal.

Mit knapp 2 Jahren bemerkte die Mutter erstmals, daß das Mädchen beim Spielen plötzlich einen *Schnarchton* von sich gibt und *ruckartig den Kopf nach hinten beugt,* wobei es mit den Lidern blinzelt und die Bulbi nach oben verdreht. Im Laufe der nächsten 3 Wochen zunehmende Häufung und Intensitätszunahme der kleinen Anfälle: das Kind *stürzt* bis 20mal am Tage hin, meist *nach rückwärts,* gelegentlich aber auch *nach vorn,* Anfallsdauer 1—2 sec, gelegentlich verliert sie dabei Gegenstände aus der Hand, außerdem treten *Nick-Anfälle* hinzu.

Der Verlauf ist relativ mild, große Anfälle kommen nicht hinzu, unter der Therapie mit Primidone und Ethosuximide tritt im Alter von 5 Jahren Anfallsfreiheit ein (Katamnese bisher mehr als 4 J.).

Neurologisch ist das Mädchen o. B., ein PEG wird nicht durchgeführt. Im EEG gehäufte, stets kurzdauernde, nicht länger als 3 sec anhaltende Ausbrüche irregulärer, vorwiegend rascher Spike-waves mit Einstreuung von Polyspikes.

Ätiologisch muß eine prä- und perinatale Hirnschädigung diskutiert werden; die Mutter hatte eine Eklampsie, das Kind kam als Frühgeburt von 2200 g zur Welt und war als Neugeborenes trinkschwach. Die psychomotorische Entwicklung verlief bereits vor Epilepsiebeginn deutlich verzögert. Das Mädchen ist jetzt imbezill und erethisch. Außerdem liegt eine familiäre Belastung vor: Der Halbbruder (gemeinsame Mutter) hatte vom 2.—8. Lebensjahr eine Grand Mal-Epilepsie, sein EEG ist aber jetzt o. B., dsgl. das der übrigen Familienmitglieder.

Fall Nr. 61, Klaus W., 3⁶/₁₂ J.

Diagnose: Idiopathische Epilepsie mit familiärer Belastung (homologe Geschwistererkrankung). Myoklonisch-astatisches Petit Mal mit Petit Mal-Staten und diffuse Grand Mal-Epilepsie.

Wenige Wochen vor Epilepsiebeginn fällt den Eltern eine Wesensveränderung auf: Der Junge wird unruhig, umtriebig, besonders morgens nach dem Aufstehen. Dann setzen große und kleine Anfälle fast gleichzeitig ein: Mit 2¹/₂ Jahren ereignet sich aus dem Mittagsschlaf der erste generalisierte Krampfanfall typischen Ablaufes, zwei Wochen danach erscheinen kleine Anfälle sofort in statusartiger Häufung mit z. T. außergewöhnlich langer Dauer des Einzelanfalles; die Häufung tritt besonders morgens und nachmittags jeweils nach dem Aufwachen in dichter Folge etwa 1 Std lang in Erscheinung, wobei alle $1/2$—2 min ein kleiner Anfall zu beobachten ist. Die Anfallsbilder sind vielgestaltig und wechseln ständig, die Anfallsdauer schwankt zwischen 2—45 sec Dauer. Im Sitzen erfolgt leichtes *Nicken* oder *Rückwärtsneigen des Kopfes*, evtl. mehrmals innerhalb eines Anfalles, oder heftigeres *Nachvornsinken* des Oberkörpers mit und ohne symmetrische *Arm-Myokloni*, wobei Gegenstände aus der Hand verloren werden; dazu „erschrecktes" Aufreißen der Lider und starrer Blick oder unregelmäßige *Blinzelbewegung*. Im Stehen häufiges *Fallen in stets wechselnder Richtung*, zu Verletzungen kommt es aber kaum, die Anfallsintensität ist nie heftig, man hat den Eindruck, der Junge kann seine Stürze „steuern". Im Liegen werden mehr unregelmäßige Zuckungen und ebenso frequenzunregelmäßige symmetrische Arm-Myokloni beobachtet oder einmaliges generalisiertes Zusammenzukken mit eben erkennbarer Nickbewegung, sowohl initial wie im Verlauf oder am Ende einer *Absence*.

Bei länger dauernden Anfällen aus dem Stehen heraus ist bemerkenswert, daß der Sturz meist nicht initial, sondern im Verlauf oder am Ende des Anfalls erfolgt; ein solcher Anfall wird häufig mit einem Nickanfall eingeleitet, läuft als blande Absence weiter, evtl. mit Nestelbewegung der Hände, dann gesellen sich Arm-Myokloni oder erneute Nick- oder Blinzelbewegungen hinzu und plötzlich erfolgt ein Sturz in wechselnder Richtung, wobei häufig — aber nicht immer — eine myoklonische Zuckung als Ursache des Sturzes sichtbar oder fühlbar ist.

Während der Anfälle ist das Bewußtsein getrübt, eine träge Reaktionsfähigkeit bleibt jedoch erhalten; so greift der Junge, spontan oder auf Aufforderung, hingehaltenen Gegenständen ungelenk und zögernd nach, aber er reagiert nicht auf Anruf und nicht in Form eines Blickkontaktes. Aber auch zwischen den dicht gehäuften Anfällen ist der Junge psychisch verändert: Die Sprache ist verwaschen, die Motorik ungeschickt und verlangsamt, der Junge ist apathisch und träge, wirkt dösig und gähnt viel.

Ein solcher *Petit Mal-Status* endet meist abrupt nach etwa 1—2 Std und tritt phasenweise fast täglich nach dem Erwachen aus dem Morgen- oder Mittagsschlaf auf. Im weiteren Krankheitsverlauf kommt es aber auch zu länger dauernden Petit Mal-Staten von 2—3 Tagen mit Einnässen und Einkoten und zeitweilig leichter Lippencyanose.

Im EEG, abgeleitet im Liegen, besteht die Anfallsaktivität aus irregulären (Abb. 33, S. 49) und langsamen Spike-waves hoher Amplitude zusammen mit isolierten hohen Spitzenpotentialen oder Doppelspikes. Das Intervall-EEG ist stark wechselnd, die Grundaktivität leicht verlangsamt, häufige Ausbrüche irregulärer Spike-waves, im Schlaf Umwandlung zu modifizierter Hypsarrhythmie mit unregelmäßigem langsamen Muster und vereinzelter kurzer subklinischer Beta-Aktivität vom „Grand Mal-Typ" (Abb. 45, S. 66).

Nachdem sich die kleinen Anfälle mehrere Monate lang therapieresistent gezeigt haben, tritt plötzlich tagsüber Anfallsfreiheit ein, statt dessen erscheinen nachts aus dem Schlaf oft mehrmals gehäuft in einer Nacht, kurze *tonische Anfälle*.

Neurologisch ist der Junge o. B., intelligenzmäßig an der Normgrenze, keine Wesensveränderung; ein PEG wird nicht durchgeführt.

Die Anamnese des Kindes enthält keine ätiologischen Hinweise für die Epilepsie, jedoch liegt eine *familiäre Belastung vor* (vgl. Tab. 13, S. 74): Der jetzt 9jährige

Bruder hatte im Alter von 3¹/₂—5¹/₂ Jahren die gleiche Epilepsieverlaufsform. Beginnend mit einem Grand Mal-Vorspiel von 2 Monaten Dauer, waren damals z. T. statusartig gehäuft kleine Anfälle (vorwiegend Nick- und Sturzanfälle) aufgetreten; obwohl nach Aussage der Eltern der Epilepsie-Verlauf schwerer als der unseres Probanden gewesen sein soll (mehr als 100 Grand Mal-Anfälle, darunter ein lebensbedrohlicher Grand Mal-Status!), ist die Prognose sehr günstig: Seit 4 Jahren besteht Anfallsfreiheit, der Junge absolviert die Volksschule ohne Schwierigkeiten; sein EEG ist frei von Krampfpotentialen, unter der z. Z. noch anhaltenden antiepileptischen Therapie finden sich neben einer leichten unspezifischen Allgemeinstörung parietooccipital Theta-Wellengruppen. Auf Grund dieser Erfahrung mit ihrem älteren Sohn sind die Eltern sehr optimistisch hinsichtlich der Prognose unseres noch nicht anfallsfreien Probanden.

Auch das EEG der Mutter ist pathologisch (gelegentliche Theta-Wellenausbrüche, s. Abb. 47, S. 75), das des Vaters und der Schwester o. B.

Fall Nr. 62, Siegfried W., 13 J.
Diagnose: Symptomatische Epilepsie bei tuberöser Hirnsklerose. Myoklonisch-astatisches Petit Mal und diffuse Grand Mal-Epilepsie.
A. Befunde
1. *Haut*veränderungen: Adenoma sebaceum des Gesichtes, Vitiligo-Flecke an Rumpf und Extremitäten, chagrin-lederartige Hautbezirke, multiple kleine Pflasterstein-artige oder gestielte Fibroepitheliome.
2. *Ophthalmologische* Befunde: Strabismus concomitans convergens; beiderseits am Fundus peripapilläre, weißliche, unscharf begrenzte Herde.
3. *Neurologisch:* o. B.
4. *Psychisch:* Debilität bis Imbezillität, keine ausgeprägte Verhaltensstörung.
5. *Röntgen*-Schädel: Große fleckförmige Hyperostosen mit Verdickung der Tabula interna.
6. *PEG:* Knotenförmige tumoröse Vorwölbung in die Seitenventrikel.
7. *EEG:* Bei der 1. EEG-Untersuchung mit 7 Jahren doppelseitiger, asynchron in Erscheinung tretender Sharp-wave-Focus temporal; wechselnd halbseitige und generalisierte irreguläre Spike-waves. Im weiteren Verlauf zunehmende Synchronizität und Verlangsamung der generalisierten Ausbrüche hypersynchroner Potentiale zu einem phasenweise ganz regelmäßigen langsamen Spike-wave-Variant-Muster.
8. *Familienanmnese:* Keine weiteren Erkrankungen an M. Bourneville zu erfragen. *EEG-Familienuntersuchung:* Pathologischer Befund nur bei der 9jähr. Schwester in Form eines sehr aktiven epileptogenen Sharp-wave-Focus temporal vorn bis präzentral ohne cerebrales Anfallsleiden (latente Epilepsie), die klinische Durchuntersuchung verläuft o. B.

Fall Nr. 71, Karl-Heinz M., 11 J.
Diagnose: Symptomatische Epilepsie unklarer Ätiologie mit Entwicklungsrückstand und Debilität. Myoklonisch-astatisches Petit Mal, Verlaufswandel zu einer Pyknolepsie mit Grand Mal.
Mit 15 Mon. — der Junge hat noch nicht freies Laufen gelernt, sonst ist seine psychomotorische Entwicklung für die Eltern unauffällig verlaufen — bemerkt die Mutter die ersten Anfälle in Form von täglich auftretenden *„Nickern"*, einzeln

oder in kurzen Serien; es kommt aber auch vor, daß der *Kopf* plötzlich *nach hinten* fällt.

Mit 19 Mon. lernt das Kind frei laufen, Sturzanfälle werden zunächst nicht beobachtet, gelegentlich kommt es zum *Einsacken* in den Knien.

B. Entwicklung des Anfallsleidens, Fall Nr. 62

Alter	Kleine Anfälle	Große Anfälle
10/12 J.	Epilepsiebeginn: *Nick-Anfälle*, einzeln und in Serien	
1 J.	Anfallsfrei für 1 J. nach 1. Grand Mal	1. Grand Mal-Anfall, typischer Ablauf
2 J.	Erneut Nick-Anfälle oder *Einsacken in den Knien*, kein Sturz, Absencen mit und ohne Blinzeln	—
5 J.	unverändert	2. Grand Mal-Anfall, mehrstündige Dauer
7 J.	Erste *Sturzanfälle* stets nach vorn (Gesichtsverletzungen), *Absencen* mit und ohne *Blinzeln*, mit und ohne rasche *Armmyokloni*, isolierte symmetrische Myokloni. Gehäufte *Schlaf-Myoklonien*	—
8 J.	„*Stufen-Nicker*" oder *reclinative Anfälle*	—
9 J.	Links-fokale Anfälle (Jackson-Anfälle li. Arm, li. Mundwinkel)	—
10 J.	Statusartige Häufung kleiner Anfälle, zeitweise gehunfähig. Erstmals vereinzelte *kurze* tonisch-propulsive Anfälle	3. Grand Mal-Anfall, anschließend gehäufte Grand Mal-Anfälle, monatlich mehrmals vorwiegend nach Erwachen.
11 J.	1. *Petit Mal-Status* über mehrere Tage. Kleine Anfälle mit Schnarchlauten	Übergang in Schlaf-Grand Mal, phasenweise wöchentlich mehrmals, dann diffuse Grand Mal-Anfälle, monatlich mehrmals.
12 J.	Erneute statusartige Häufung kleiner Anfälle, gehunfähig.	

Eine erste starke Häufung kleiner Anfälle ereignet sich anläßlich des Vaccinationsfieber mit 2 1/2 Jahren; während der Junge unzählbar gehäufte Nicker und Einzelzuckungen hat, ist er 2 Std nicht ansprechbar *(Petit Mal-Status?)*.

Die ersten *Sturzanfälle*, die neben Nick-Anfällen bald den Verlauf beherrschen, ereignen sich erst mit 3 1/4 Jahren; der Junge fällt *öfter nach hinten als nach vorn* und zieht sich viele Verletzungen zu, steht jeweils sofort wieder auf. Diese Verschlechterung ist der Grund zur ersten stationären Aufnahme in unserer Klinik mit 3 1/4 Jahren. Das 1. EEG zeigt wiederholte, 3—10 sec dauernde subklinische Ausbrüche irregulärer rascherer Spike-waves (Abb. 37 a, S. 55). Primidone erweist sich als wirkungslos, unter „Tridione" tritt aber (mit 4 3/4 Jahren) sofortige Anfallsfreiheit ein, die fast 3 Jahre anhält.

Das EEG in der anfallsfreien Phase zeigt Theta-Ausbrüche, vor allem aber Delta-Gruppen bioccipital, erst mit 7 Jahren tauchen wieder hypersynchrone Potentiale auf, provoziert durch die Hyperventilation, in Form irregulärer subklinischer Spike-waves generalisiert.

Wenig später, mit 7½ Jahren, unter der weiterlaufenden „Tridione"-Therapie werden erstmals Abwesenheitszustände bemerkt: Der Junge „sinniert" und starrt in eine Richtung, reagiert nicht *(blande Absencen)*, evtl. leichte *Blinzelbewegung* der Lider; retropulsive Bewegungen oder astatische Symptome treten nicht auf. Das EEG zeigt in kürzeren Ausbrüchen ein Muster aus regelmäßigen 3/sec Spikes mit jeweils Doppel-waves (Abb. 37 b u. c, S. 56). Nach Umsetzen auf „Petnidan" werden zunächst keine weiteren Anfälle beobachtet.

Der IQ im Alter von 8¾ Jahren beträgt 76; erwartungsgemäß versagt der Junge in der Volksschule.

Erst mit 10 Jahren werden wieder kleine Anfälle bemerkt, die jetzt stark gehäuft auftreten und den Schulbesuch unmöglich machen und immer länger dauern (10 bis 20 sec), außerdem durch orale Automatismen wie Schmeck- und Schmatzbewegungen, Nesteln der Hände oder Hantieren mit Gegenständen ausgestaltet sind, gelegentlich wird auch ein einzelner Laut gehört („Hö"). Diese *oralen Absencen* lassen sich prompt durch die Hyperventilation provozieren und können darunter bis 35 sec andauern. Phänomenologisch ähneln diese Anfälle kurzdauernden psychomotorischen Anfällen, niemals wird jedoch eine postparoxysmale Umdämmerung beobachtet und niemals ein temporaler Herd im EEG. Das Anfalls-EEG zeigt jetzt ein ganz regelmäßiges 3/sec-Spike-wave-Muster (Abb. 37 d, S. 57).

Mit dem Auftreten dieser oralen Absencen verschlechtert sich der Verlauf, die kleinen Anfälle häufen sich statusartig, ein Petit Mal-Status entwickelt sich aber nicht, wenig später ereignet sich der erste große Anfall.

Die kleinen Anfälle erweisen sich als völlig therapieresistent; durch Wechsel der Succinimid- und Oxazolidinpräparate und Einführung von Benzodiazepin-Präparaten läßt sich nur passager die Anfallsfrequenz vermindern und die Intensität der Anfälle so abschwächen, daß meist nur blande Absencen und weniger oral ausgestaltete Absencen, diese aber weiterhin pyknoleptisch gehäuft auftreten.

Ätiologisch ist die Erkrankung unklar, ein PEG wird nicht durchgeführt, neurologisch ist der Junge unauffällig. Auf Grund des leichten Entwicklungsrückstandes vor Erkrankungsbeginn und der später deutlichen Debilität (vor Grand Mal-Beginn) muß ein symptomatisches Geschehen (ohne EEG-Herd) angenommen werden.

Familienunterbrechung: Die Mutter hatte als Kind Gelegenheitskrämpfe, aber ihr EEG und das des Vaters ist unauffällig; 2 Brüder im Alter von 7 und 8 Jahren haben vereinzelte, aber sicher pathologisch zu wertende Zwischenwellen-Ausbrüche.

Fall Nr. 74, Gabriele R., 13 J.
Diagnose: Symptomatische Epilepsie unklarer Ätiologie mit Schwachsinn schwereren Grades. Mehr abortives astatisches Petit Mal und Petit Mal-Staten.

Im Alter von 4 Jahren beobachtete die Mutter zunächst nur bei Fieber, wenig später auch ohne Fieber besonders bei Übermüdung mehrmals täglich ein kurzes *Blinzeln* mit den Lidern und leichtes *Kopfnicken* oder *Kopfneigen*, wobei das Mädchen leicht in den *Knien einsackt.* Das Kind ist für wenige Sekunden *abwesend*, starrt auf eine Stelle und unterbricht die jeweilige Tätigkeit wie Sprechen oder Essen, läßt dabei den Löffel fallen. Im Sitzen verlaufen solche kurzen Momente „des Stillseins", wie die Mutter sie nennt, ohne jede motorische Erscheinung.

Darüberhinaus verändert sich das Mädchen für Stunden oder Tage auffällig in seinem Verhalten: Es sitzt teilnahmslos herum, nimmt keinen Kontakt auf, blickt meist in eine Richtung, reagiert nicht oder nur träge auf Anruf, beteiligt sich nicht am Spiel, spricht nicht, ißt nicht allein — oder läuft planlos umher und wirkt desorientiert.

Das EEG während solcher *Petit Mal-Staten* zeigt Spike-wave-Variant-Muster stark wechselnder Frequenz und sehr hoher Amplitude (Abb. 36 a—c, S. 52/53); der Beginn einer hochdosierten „Tridione"- oder „Petnidan"-Behandlung und die Durchführung einer ACTH-Kur vermag jeweils einen solchen Petit Mal-Status zu beenden, sein baldiges Wiederauftreten aber nicht zu verhindern.

Seit dem Alter von 10 Jahren hat sich kein Petit Mal-Status mehr entwickelt (Katamnese 3 Jahre), aber weiterhin treten trotz hochdosierter Succinimid-Therapie Absencen auf, eine Veränderung in der Körperhaltung wird in den letzten Jahren darunter nicht mehr bemerkt.

Das Mädchen ist neurologisch o. B., ein PEG wird nicht durchgeführt, im EEG findet sich kein Herd, die Familienuntersuchung verläuft negativ. Am Vorliegen einer symptomatischen Epilepsie besteht kein Zweifel:

Das Kind ist debil bis imbezill (IQ unter 60), nicht hilfsschulfähig und zeigt bereits vor Epilepsiebeginn eine deutliche Verzögerung seiner psychomotorischen Entwicklung. Die Anamnese enthält keine ätiologischen Hinweise.

Fall Nr. 76, Beate G., 6 J.

Diagnose: Symptomatische Epilepsie unklarer Ätiologie. Myoklonisch-astatisches Petit Mal, diffuse Grand Mal- und seitenwechselnde Hemi-Grand Mal-Anfälle.

Die Epilepsie beginnt im Alter von 5 Mon. mit Grand Mal-Anfällen zunächst nur bei Infekten, bald auch ohne Anlaß. Die Anfallsbilder der großen Anfälle sind zunächst typisch tonisch-klonisch generalisiert, wenn z. T. auch außergewöhnlich langdauernd, werden dann mit zunehmender Anfallsfrequenz (wöchentlich ein Anfall) auch atypisch: wechselnd halbseitig beginnend oder streng einseitig bleibende (Hemi-) Grand Mal-Anfälle, später *atonisch-klonische Grand Mal-Anfälle,* die mit abruptem Tonusverlust beginnen; nach dem Sturz bleibt das Kind schlaff und bewußtlos am Boden liegen, und erst nach $^1/_4$—$^1/_2$ min beginnen rhythmische Kloni der Lider, dann der Arme, endlich läuft der Anfall im typischen klonischen Stadium generalisiert über 2 min bis zum Ende.

Auch die kleinen Anfälle beginnen zunächst typisch: Mit 9 Mon. *Nickanfälle* — zu diesem Zeitpunkt hat das Kind gerade freies Sitzen erlernt —, deren Frequenz und Intensität nur wenig zunimmt, bis mit 20 Mon. *Sturzanfälle (nach vorn)* hinzukommen — zu diesem Zeitpunkt kann das Mädchen bereits 8 Mon. frei und sicher laufen.

Die Hirnstromkurve zeigt in dieser Krankheitsphase (1. EEG mit 1$^1/_2$ J.) nur im Schlaf hypersynchrone Potentiale in Form von Polyspikes und einzelnen irregulären Spike-waves, etwas später werden kurze Ausbrüche irregulärer Spike-waves auch im Wachen abgeleitet; obwohl fokale Anfallsbilder auftreten, kann niemals ein Herd im EEG gefunden werden.

Nick- und Sturz-Anfälle häufen sich statusartig auf mehr als 100 Anfälle pro Tag, das Kind kann wegen der ständigen Sturzgefahr nicht mehr frei laufen gelassen werden. Auf dem (bisherigen) Höhepunkt mit 2 Jahren werden die *Anfallsbilder modifiziert:* Nach dem Sturz steht das Kind nicht mehr sofort auf, sondern bleibt umdämmert liegen und zeigt nach einigen Sekunden wenige, etwa 3—10 rasche symmetrische Kloni der Arme und Lider, dann erhebt es sich, muß sich eine kurze Zeit besinnen und spielt weiter. Von solchen Anfallsbildern her gibt es fließenden Übergänge zu atonisch beginnenden, klonisch endenden großen Anfälle mit Bewußtlosigkeit (s. o.).

Mit 2½ Jahren werden erstmals *flüchtige Absencen* mit Augenverdrehen und raschem feinem Blinzeln der Lider bemerkt; wegen der Schwere der anderen Anfallsbilder treten diese „Moment"-Anfälle, wie die Eltern sie nennen, zurück.

Mit 2¾ Jahren ist der Höhepunkt des bisherigen Verlaufes überschritten, Sturz-Anfälle und heftige Nickanfälle verschwinden, die Frequenz der großen Anfälle und milden „Nicker" nimmt ab. Nun wird deutlich, daß das Kind *gehäufte Absencen* hat:

Das Mädchen unterbricht seine Tätigkeit, blickt ins Leere oder verdreht die Bulbi nach oben und zeigt jeweils rasches Blinzeln der Lider für 1—2 sec; bei länger dauernden Absencen über mehrere Sekunden wird auch noch der Kopf in den Nacken gelegt ohne Armbeteiligung.

Im EEG finden sich erst mit 4½ J. recht typische 3/sec-Spike-waves, die durch Hyperventilation beim Weinen provoziert werden; auch die Ableitung klinischer Absencen gelingt, Dauer bis 5 sec (Abb. 29, S. 47). Bemerkenswerterweise hatte bereits ein EEG im Alter von knapp 2 Jahren subklinische 3/sec-Spike-waves gezeigt, allerdings nur unter der Photostimulation — das Kind ist photosensibel ohne Myokloni.

Die Absencen sprechen auf Ethosuximide an, wenn auch keine Anfallsfreiheit erzielt werden kann; auch Nick-Anfälle und große Anfälle oder wechselnd halbseitige Krämpfe treten weiterhin auf.

Psychisch ist das Mädchen deutlich retardiert, eine Wesensänderung liegt nicht vor. Die Anamnese enthält keine ätiologischen Hinweise; auf Grund der fokalen Anfallsbilder (ohne EEG-Herd, ohne neurologische Symptomatik, ohne pathologisches PEG) und der geistigen Retardierung muß ein frühkindlicher Hirnschaden und also ein symptomatisches Geschehen unklarer Genese angenommen werden.

Die Familienuntersuchung (beide Eltern) verläuft o. B.

Fall Nr. 80, Martin P., 6³/₁₂ J.

Diagnose: Symptomatische Epilepsie unklarer Ätiologie mit pathologischem PEG. Myoklonisch-astatisches Petit Mal und diffuse Grand Mal-Epilepsie.

Nach ganz unauffälliger Entwicklung, ohne Vorerkrankungen beginnt die Epilepsie gleichsam aus heiterem Himmel im Alter von 2¾ Jahren, als der Junge, seinen Sportwagen schiebend, unvermittelt und ohne ersichtlichen Anlaß heftig zu Boden stürzt.

Sturzanfälle und *Nick-Anfälle* von momentaner Dauer treten dann mehr und mehr gehäuft auf und sind oft von so heftiger Intensität, daß wiederholt Platzwunden des Gesichtes chirurgisch versorgt werden müssen und das Antlitz des Kindes mehr und mehr durch Narben entstellt wird (Abb. 3 a, S. 9).

Im weiteren Verlauf kommen in schnellerer Folge neue Anfallsbilder hinzu: Mit 3¼ Jahren *Absencen* (starrer Blick mit Öffnen des Mundes oder Verdrehen der Bulbi nach oben), mit 3½ Jahren der erste große Anfall typischen Ablaufs, und mit 3¾ Jahren *kurze tonische Anfälle,* vor allem *aus dem Schlaf* (Strecken und Spreizen der Arme oder aller Extremitäten, evtl. tonisches Anheben des Rumpfes für 5 bis 15 sec, Anfalls-EEG Abb. 46, S. 67), aber auch aus dem Wachen von $1/4$—$1/2$ min Dauer, evtl. durch wenige Armkloni beendet (Übergang zu Abortiv-Grand Mal), ohne Nachschlaf.

Mit 4 Jahren erfahren die Absencen vorübergehend eine Abwandlung dadurch, daß der *Kopf nach rückwärts* geneigt wird und einige schmatzende Mundbewegungen oder auch Nestelbewegungen der Hände mit Rötung des Gesichtes hinzukommen, die Anfallsdauer beträgt aber nur 5—10 sec.

Später werden außerdem isoliert auftretende symmetrische *Einzelzuckungen* im Bereich der Schulter und beider Arme, ferner *Blinzelanfälle* in Form milden oder heftigen Zwinkerns und Blinzelns der Lider beobachtet über 1—2 sec.

Endlich tritt mit reichlich 6 Jahren der erste langdauernde *Petit Mal-Status* auf; 7 Tage ist der Junge umdämmert, spricht verwaschen, speichelt und hat phasenweise dazu Anfallsymptome wie gepreßtes Stöhnen mit sich anschließenden raschen perioralen Myokloni über 2—3 sec (keine oralen Automatismen!) oder generalisierte und partielle Zuckungen der Extremitäten mit Hochwerfen der Arme.

Die kleinen Anfälle erweisen sich als therapieresistent auf Antiepileptica praktisch aller chemischen Gruppen, auch Dexamethason und ketogene Diät sind wirkungslos.

Das Intervall-EEG zeigt ein typisches Spike-wave-Variant (Abb. 10, S. 32), das in Ausbrüchen von 3—90 sec Dauer erscheint, dazwischen minutenlang mäßig verlangsamte Grundaktivität mit paroxysmal generalisierten oder bifrontal umschrieben auftretenden Delta- und Thetawellengruppen; im Schlaf typische Modifikation mit Polyspikes (Abb. 41, S. 63); während des Petit Mal-Status Bild einer modifizierten Hypsarrhythmie.

Neurologisch ist der Junge o. B., das zweimal durchgeführte PEG ist pathologisch (Erweiterung beider Seitenventrikel links mehr als rechts), niemals läßt sich ein Herd im EEG nachweisen. Bei der psychologischen Untersuchung (außerhalb des Petit Mal-Status) erreicht er einen IQ von 75, wesensmäßig zeigt er teils ein starres, teils ungesteuertes Verhalten.

Bei der Familienuntersuchung ist das EEG der Eltern o. B., die jüngeren zweieiigen Zwillingsgeschwister haben bioccipital Gruppen langsamer Wellen, das 3jährige klinisch gesunde Mädchen dieses Zwillingspaares zeigt zusätzlich bilaterale irreguläre Spike-waves in kurzen subklinischen Ausbrüchen occipital und generalisiert, spontan sowie unter der Photostimulation (latente Epilepsie). — Der Vater der Mutter soll an einer Epilepsie traumatischer Genese verstorben sein.

Fall Nr. 85, Peter H., $5^5/_{12}$ J.

Diagnose: Symptomatische Epilepsie unklarer Ätiologie. Propulsiv-Petit Mal mit Verlaufswandel zu myoklonisch-astatischem Petit Mal; psychomotorische Anfälle.

1. Verlaufsphase: *Salaam-Krämpfe*

Die Epilepsie beginnt im Alter von 6 Mon. mit serienweisem Auftreten kleiner Anfälle in Form eines tonischen propulsivem Zusammenkrümmens, das mit Geräuschen wie Aufstoßen und mit Weinen zwischen den Anfällen verbunden ist, als Magenerkrankung bzw. „Kolik" gedeutet und behandelt. Dauer dieser Krankheitsphase (unbehandelt) 5 Mon., anschließend anfallsfreie Pause von 3 Monaten.

2. Verlaufsphase: *Psychomotorische Anfälle*

Mit 15 Mon. erscheint ein neuer Anfallstyp: Das Kind setzt sich auf, auch aus dem Schlaf, blickt ängstlich, ohne zu weinen, schluckt mehrfach ganz laut, wobei sich der Zungengrund hebt und senkt, evtl. leichte Lippencyanose und Speichelfluß, 20—60 sec lang, wobei es nicht bewußtlos wird, Nachschlaf. Dauer dieser Krankheitsphase 6 Mon.

3. Verlaufsphase: *Astatische Anfälle*

Mit knapp 2 Jahren erscheint wiederum ein neuer Anfallstyp: Im Sitzen langsames schlaffes Zusammensacken nach vorn oder hinten, im Stehen nur Einsacken in den Knien, wenn der Junge sich festhalten kann, sonst gleitender Fall zu Boden in wechselnder Richtung; er verharrt dann mit starrem Blick oder geschlossenen Augen 5—10 sec in der jeweiligen Stellung, wobei er schlaff bleibt, wie sich beim Hochnehmen des Kindes prüfen läßt, dann richtet er sich auf und ist sogleich wieder unauffällig. Diese Anfälle treten täglich gehäuft, aber nicht serienweise auf, bevorzugt nach dem Aufstehen, etwa ein Anfall alle 15 min. Dauer dieser Anfallsphase reichlich 1 Jahr, dann 6 Mon. Anfallsfreiheit.

4. Verlaufsphase: *Myoklonische und astatische Anfälle*

Mit 3¹/₂ Jahren erneuter Wechsel des Anfallscharakters: Der Junge zuckt plötzlich zusammen und fällt heftig nach hinten, zieht sich wiederholt Hämatome am Hinterkopf zu; mildere Anfälle ohne Sturz sind nur durch leichtes Nicken gekennzeichnet, wobei er Gegenstände aus der Hand verliert, oder durch einmaliges „erschrecktes" Zusammenzucken. Dauer dieser Krankheitsphase 4—5 Mon., trotz Dexamethason-Behandlung immer nur vorübergehende Verminderung der Anfallsfrequenz und flüchtiges Verschwinden der Krampfpotentiale aus dem EEG. Dann tritt unter „Petnidan" Anfallsfreiheit auf, die seit 1¹/₂ Jahren anhält.

Das 1. EEG kann erst in der 3. Krankheitsphase abgeleitet werden: Nur im Eindösen mit Augenschluß erscheinen mehr polymorphe hypersynchrone Potentiale in kurzen Ausbrüchen, auch im Einschlafen erscheint keine Hypsarrhythmie, auch nicht in modifizierter Form. Das EEG der 4. Krankheitsphase zeigt besser „organisierte" synchronisierte Krampfaktivität in Form kurzer Ausbrüche irregulärer Spike-waves im Wachen und langsamer Sharp-slow-waves-Ausbrüche im Einschlafen.

Neurologisch und luftencephalographisch ist der Junge o. B., im EEG läßt sich niemals ein Herd nachweisen; dennoch muß wegen der erethischen Debilität ein symptomatisches Geschehen angenommen werden. Die Familienuntersuchung (Eltern, 1 Schwester) verläuft negativ.

Fall Nr. 102, Mark P., 3⁷/₁₂ J.

Diagnose: Symptomatische Epilepsie unklarer Ätiologie mit pathologischem Luftencephalogramm und Entwicklungsrückstand. Myoklonisch-astatisches Petit Mal.

Die sehr gut beobachtenden, intelligenten Eltern berichten:

Im 9. Lebensmonat, als der Junge freies Sitzen gelernt hat, werden besonders nach dem morgendlichen Erwachen kurze Zustände plötzlicher Bewußtseinstrübung mit verändertem Blick bemerkt, wie wenn das Kind „nach Innen schaut" und wobei es auf Anruf nicht reagiert. Kurze Zeit später fällt zugleich auch ein Stirnrunzeln mit Zuckungen im Bereich der Augenbrauen auf; der Junge ist abwesend und führt begonnene Tätigkeiten im Anfall verlangsamt fort. Diese *Absencen* treten täglich gehäuft, oft mehrmals kurz hintereinander im Abstand von Minuten auf.

Mit 10 Mon. lernt der Junge Stehen, Sturz- oder Nickanfälle werden nicht beobachtet.

Mit 14 Mon. nimmt die Anfallsfrequenz zu, vorübergehend tritt im Anfallsbild eine milde (nicht krampfhafte) *Kopfwendung nach rechts* auf, weiterhin keine Beteiligung der Arme. Wochen später wird im Anfall der *Kopf* deutlich nach *rückwärts geneigt*, die Bulbi nach oben verdreht, die Anfallsdauer beträgt jetzt 8 sec.

Mit 16 Mon. läuft der Junge frei; im Anfall versucht er die Balance zu halten, zugleich aber treten erstmals *Sturzanfälle* meist nach hinten, gelegentlich aber auch nach vorn, bis 30mal pro Tag auf.

Mit reichlich 2 Jahren steigt die Anfallsfrequenz auf 60 kleine Anfälle pro Tag, das Anfallsbild wandelt sich erneut: *rhythmisches Rückwärtsneigen des Kopfes* zugleich mit *Anheben der Arme*.

Während der stationären Durchuntersuchung mit $2^1/_2$ Jahren lassen sich die Beobachtungen der Eltern bestätigen: Im kleinen Anfall drehen sich die Bulbi nach oben, der Junge ist nicht mehr ansprechbar; Augenbrauen- und Stirnpartie zucken rhythmisch nach oben, der Kopf ruckt stakkatoartig nach hinten, etwa 5—20mal hintereinander, selten beteiligen sich die Arme in Form eines leichten Auf- und Abwärtsbewegens im gleichen Rhythmus; Anfallsdauer etwa 8—11 sec, in 1 Std werden 8 Anfälle gezählt. Das Gleichgewicht wird im Sitzen oder Stehen meist gewahrt, seltener kommt es zum Sturz nach vorn oder nach rückwärts.

Das EEG im Anfall zeigt unregelmäßige, jedoch in ihrer Frequenz von 2,5—3/sec erkennbare Spike-waves generalisiert bis zu einer Dauer von 11 sec; intervallär im Wachen erscheinen ebensolche, nur kürzer dauernde Ausbrüche, die im Schlaf zu isolierten Spitzen und Polyspikes modifiziert werden. Daneben erscheinen bioccipitale Delta-Wellen-Gruppen in langen Zügen fast kontinuierlich mit gelegentlichen kurzen eingestreuten Spike-waves-Gruppen bioccipital, wiederholt generalisierte Zwischenwellen-Ausbrüche.

Weitere Befunde: pathologisches PEG (Erweiterung des linken Seitenventrikels), kein Herdnachweis im EEG, keine neurologischen Symptome. Das Kind ist psychisch nicht wesensverändert, der IQ beträgt 75. Die Familienuntersuchung (Eltern und eine Schwester) erbringt keine pathologischen Befunde, der Bruder des Vaters hat eine Grand Mal-Epilepsie.

Ethosuximide bessert die Anfallsfrequenz, macht den Jungen aber nicht anfallsfrei; andere Antiepileptica (Phenytoin, Primidone, „Ospolot") sind wirkungslos.

Literaturverzeichnis

Arbeitskreis für pädiatrisch-klinische Elektroencephalographie: Ableitung und Beschreibung des kindlichen EEG. In Vorbereitung.

ASAL, B., u. E. MORO: Über bösartige Nickkrämpfe im frühen Kindesalter. Jb. Kinderheilk. 107, 1 (1925).

BAMBERGER, PH., u. A. MATTHES: Anfälle im Kindesalter, Basel-New York: S. Karger 1959.

— — Eine neue Therapiemöglichkeit des Status epilepticus im Kindesalter mit „Valium" i. v. Z. Kinderheilk. 95, 155 (1966).

BRIDGE, E. M.: Epilepsy and convulsive disorders in children. New York-Toronto-London: McGraw-Hill Book Comp. Inc. 1949.

CLARK, L. P.: Diskussionsbemerkung zu HUNT, J. R., 1922, s. u.

CLARKE, CH.: Zit. n. WEST, W. J. s. u.

CUSHING, H.: Zit. n. GASTAUT, H., J. ROGER, S. OUACHI, M. TIMSIT, and F. BROUGHTON.

DOOSE, H.: Die Altersgebundenheit pathologischer EEG-Potentiale am Beispiel des kindlichen Petit Mal. Nervenarzt 35, 72 (1964[1]).

— Das akinetische Petit Mal. Arch. Psychiat. Nervenkr. 205, 625 (1964[2]).

— Zur Nosologie der Blitz-Nick-Salaam-Krämpfe. Arch. Psychiat. Nervenkr. 206, 28 (1964[3]).

— Verlaufsformen der kindlichen Epilepsie. Fortschr. Neurol. Psychiat. 35, 148 (1967).

—, H. GERKEN, C. E. PETERSEN u. E. VÖLZKE: Elektroencephalographische Untersuchungen zur Genetik der Krampfbereitschaft zentrencephalen Typs. Med. Welt. 18 (N. F.), 417 (1967).

—, u. D. SCHEFFNER: Über die Beziehungen zwischen Absencen, psychomotorischen und fokalen Anfällen. Arch. Psychiat. Nervenkr. 206, 504 (1965).

—, E. VÖLZKE u. D. SCHEFFNER: Verlaufsformen kindlicher Epilepsien mit Spike wave-Absencen. Arch. Psychiat. Nervenkr. 207, 394 (1965).

DOWZENKO, A., and J. J. ZIELINSKI: Unusual case of epilepsy with akinetic and tonic seizures induced by movement. Epilepsia 7, 233 (1966).

DRUCKMAN, R., and D. CHAO: Massive spasms in infancy and childhood. Epilepsia 4, 61 (1955).

DUMERMUTH, G.: Elektroencephalographie im Kindesalter. Stuttgart: G. Thieme 1965.

GARSCHE, R.: Die cerebralen „kleinen Anfälle" des Kindes. Anfallsform, EEG und Differentialdiagnostik. Ergeb. inn. Med. 9, 228 (1958).

GASTAUT, H., u. FISCHER-WILLIAMS: Zit. n. GASTAUT, H., u. H. REGIS.

—, et J. PELLEGRIN: L'épilepsie myoclonique. France méd. 4, 112 (1947). Zit. N. PENFIELD, W., u. H. JASPER, s. u.

—, and H. REGIS: On the subject of Lennox' "Akinetic" Petit Mal. In memory of W. G. LENNOX. Epilepsia 2, 298 (1961).

—, J. ROGER, S. OUACHI, M. TIMSIT, and R. BROUGHTON: An electro-clinical study of generalized epileptic seizures of tonic expression. Epilepsia 4, 15 (1963).

— —, R. SOULARYOL, C. A. TASSINARI, H. REGIS, and C. DRAVET: Childhood epileptic encephalopathy with diffuse slow spike-waves (otherwise known as "Petit Mal Variant") or Lennox Syndrome. Epilepsia 7, 139 (1966).

GIBBS, E. L., M. M. FLEMING, and F. A. GIBBS: Diagnosis and prognosis of hypsarrhythmia and infantile spasms. Pediatrics 13, 66 (1954).

GIBBS, F. A., H. DAVIS, and W. G. LENNOX: Electroencephalogram in epilepsy and in conditions of impaired consciousness. Arch. Neurol. Psychiat. 34, 1133 (1935).

—, and E. L. GIBBS: Atlas of electroencephalography. Cambridge (Mass.): Addison-Wesley Press, Inc., Vol. II, 1952.

GIBBS, F. A., E. L. GIBBS, and W. G. LENNOX: Influence of blood sugar level on wave and spike formation in petit male epilepsy. Arch. Neurol. Psychiat. 41, 1111 (1939).

HERMANN, R.: Genetische Untersuchungen bei myoklonisch-astatischem Petit Mal. Diss. Med. Fakult. Heidelberg 1966.

HESS, R., u. TH. NEUHAUS: Das Elektroencephalogramm bei Blitz-, Nick- u. Salaamkrämpfen und bei anderen Anfallsformen des Kindesalters. Arch. Psychiat. Nervenkr. 189, 37 (1952).

HOLMES, G.: Local epilepsy. Lancet 1927, I, 957.

HUNT, J. R.: Dyssynergia cerebellaris myoclonica—primary atrophy of the dentate system. Brain 44, 490 (1921).

— On the occurence of static seizures. J. nerv. ment. Dis. 56, 351 (1922).

JACKSON, H.: Selected writings of John Hughlings Jackson. Vol. I: On epilepsy and epileptiform convulsions. London: J. Taylor; Holder and Stoughton 1931.

JANZ, D.: Die Petit Mal-Epilepsien. Habilitationsschr. Med. Fakult. Heidelberg 1955.

— Die klinische Stellung der Pyknolepsie. Dtsch. med. Wschr. 80, 1392 (1955).

—, u. W. CHRISTIAN: Impulsiv-Petit Mal. Dtsch. Z. Nervenheilk. 176, 346 (1957).

—, u. A. MATTHES: Die Propulsiv-Petit Mal-Epilepsie. Klinik und Verlauf der sog. Blitz-, Nick- u. Salaam-Krämpfe. Bibl. paediat., Suppl. ad Annal. paediat., Fasc. 60, 1955.

JUNG, R.: Allgemeine Neurophysiologie. Krampferregungen als Störungen der normalen Koordination. In: Handb. Inn. Med. Bd. V, 1 (Neurologie), S. 139. Berlin-Göttingen-Heidelberg: Springer 1953.

KEITH, H. M.: Convulsive disorders in children. Boston-Toronto: Little, Brown Comp. 1963.

KELLER, K.: Sturzanfälle beim Kind infolge affektiver Muskeltonuserhöhung. Dtsch. Z. Nervenheilk. 112, 140 (1930).

KRUSE, R.: Prognostische Aspekte des myoklonisch-astatischen Petit Mal. Zbl. ges. Neurol. Psychiat. 188, 16 (1966).

— Das myoklonisch-astatische Petit Mal. Habilitationsschr. Med. Fakult. Heidelberg 1966.

KUBALA, M. J., and C. H. MILLIKAN: Diagnosis, pathogenesis and treatment of "drop attacks". Arch. Neurol. 11, 107 (1964).

LEDERER, M.: Beitrag zur Kenntnis der Nickkrämpfe. Jb. Kinderheilk. 113, 63, 275 (1926).

LENNOX, W. G.: The petit mal epilepsies; their treatment with Tridione. J. Amer. med. Ass. 129, 1069 (1945).

—, and J. P. DAVIS: Clinical correlates of the fast and slow spike-wave electrencephalogram. Pediatrics 5, 626 (1950).

—, and M. A. LENNOX: Epilepsy and related disorders. Boston-Toronto: Little, Brown and Comp. 1960.

LIVINGSTON, S.: The diagnosis and treatment of convulsive disorders in children. Springfield (Ill.): Ch. C. Thomas Publ. 1954.

LOMBROSO, C. T., and P. LERMAN: Breathholding spells (cyanotic and pallid infantile syncope). Pediatrics 39, 563 (1967).

LUNDBERG: Zit. n. GASTAUT u. Mitarb. 1963.

MATTHES, A.: Klinik der Pyknolepsien. In Vorbereitung.

—, u. R. KRUSE: Über eine bisher unbekannte epidemische, oligosymptomatische Encephalopathie des Kleinkindesalters mit gehäuften Myoklonien und charakteristischem EEG-Befund. Sitzungsbericht d. gemeins. Tagung d. Dtsch., Österr. u. Schweiz. EEG-Gesellsch. u. Ligen geg. Epilepsie. Zürich 28.—30. 3. 1963. Zbl. ges. Neurol. Psychiat. 184, 17 (1966).

— — Genetische Untersuchungen bei kindlichen Petit Mal-Epilepsien. Zbl. ges. Neurol. Psychiat. 188, 22 (1966).

— —, H. DOOSE, U. STEPHAN, W. ISLER, W. KRAUTHAMMER u. K. HANEKE: Zentralnervöse Störungen im Kindesalter unter Therapie mit dem Langzeitsulfonamid Sulfaphenylpyrazol. Arzneimittel-Forsch. (Drug. Res.) 15, 83 (1965).

—, u. H.-P. WEBER: Klinische und elektroencephalographische Familienuntersuchungen bei Pyknolepsien. Dtsch. med. Wschr. 93, 429 (1968).

METRAKOS, J. D., and K. METRAKOS: Genetics of convulsive disorders. II. Genetic and electroencephalographic studies in centrencephalic epilepsy. Neurology 11, 474 (1961).

NIEDERMEYER, E., and R. KHALIFEH: Petit mal status ("spike-wave stupor"). An electroclinical appraisal. Epilepsia 6, 250 (1965).

OPPENHEIM, H.: Zit. n. KELLER, K.

PACHE, H.-D.: Die Klinik der Epilepsie im Kindesalter. Mschr. Kinderheilk. 110, 84 (1962).

PENFIELD, W., and H. JASPER: Epilepsy and the functional anatomy of the human brain. Boston: Little, Brown and Comp. 1954.

PIA, H. W.: Die Schädigung des Hirnstammes bei den raumfordernden Prozessen des Gehirns. Acta neurochir. Suppl. IV. Wien: Springer 1957.

RABE, F.: Zum Wechsel des Anfallscharakters kleiner epileptischer Anfälle während des Krankheitsverlaufes. Dtsch. Z. Nervenheilk. 182, 201 (1961).

SCHULTE, W.: Die synkopalen Anfälle. 2. Aufl. Stuttgart: Thieme 1949.

SOREL, M. L.: L'épilepsie mykinétique grave de la première enfance avec pointe-onde lent (Petit Mal variant) et son traitement. Rev. neurol. 110, 215 (1964).

VOGEL, P.: Persönl. Mitteilung.

WEBER, H.-P.: Genetische Untersuchungen bei Pyknolepsie. Diss. Med. Fakult. Heidelberg 1967.

WEST, W. J.: On a peculiar form of infantile convulsions. Lancet 1841, 724.

WILKINS, L.: Epilepsy in childhood. J. Pediat. 10, 317 (1937).

ZAPPERT, J.: Über einen epileptiformen pseudobulbären Symptomkomplex mit günstigem Verlauf. Zschr. Kinderheilk. 9, 111 (1913).

ZELLWEGER, H.: Krämpfe im Kindesalter. 1. Teil. Helvet. paediat. Acta Suppl. V (Beilage zu 3, Nr. 5) 1948.

Sachverzeichnis

Herstellung: Konrad Triltsch, Graphischer Betrieb, Würzburg